全国名老中医药专家学术经验传承工作——
毛天东老中医药专家传承工作室系列丛书

实用正骨回春妙方

主　编　毛书歌

副主编　（以姓氏汉语拼音为序）

　　　　李志强　宋聚才　王智勇

编　委　（以姓氏汉语拼音为序）

　　　　贾博浩　李　倩　廉　杰

　　　　罗　姣　倪　路　沙　莎

　　　　史建云　王明明

中国中医药出版社

·北　京·

图书在版编目（CIP）数据

实用正骨回春妙方/毛书歌主编 . —北京：中国中医药出版
社，2015. 10（2019. 8 重印）
（毛天东老中医药专家传承工作室系列丛书）
ISBN 978 - 7 - 5132 - 2764 - 3

Ⅰ. ①实…　Ⅱ. ①毛…　Ⅲ. ①中医伤科学 - 验方 - 汇编
Ⅳ. ①R289. 5

中国版本图书馆 CIP 数据核字（2015）第 208910 号

中 国 中 医 药 出 版 社 出 版
北京经济技术开发区科创十三街31号院二区8号楼
邮政编码　100176
传真　010 64405750
保定市中画美凯印刷有限公司印刷
各地新华书店经销

＊

开本 710 × 1000　1/16　印张 14.5　字数 149 千字
2015 年 10 月第 1 版　2019 年 8 月第 3 次印刷
书　号　ISBN 978 - 7 - 5132 - 2764 - 3

＊

定价　38. 00 元
网址　www. cptcm. com

━━━ 内容简介 ◀

　　本书介绍了正骨妙方 368 个，分骨折脱位篇和筋伤杂病篇。书中方剂均源于中国古代中医骨伤科经典著作及当代著名中医骨伤科专家的验方，其中医家的学术思想均为专家们自己或其学生整理撰写，一概以原文收录为主，仅就部分篇幅和文字做适当的调整。本书内容科学、实用，可供广大中医院校师生和与中医药相关专业的临床、教学及科研人员参考。

序　言

　　洛阳平乐正骨医术，起于清·嘉庆年间，至今已二百七十年余。本《蔺道人仙授理伤续断秘方》宗旨，承《正体类要》源流，续《医宗金鉴·正骨心法要旨》方术。折衷诸先哲奥秘，自成体系，独树一帜。声闻海内，患者如云。新中国成立前，遵从传子不传女之旧习，世代以家庭诊所接诊，发展缓慢。新中国成立后，党和政府高度重视，以第五代传人高云峰先生为院长，创办了世界上第一所骨伤科大学——河南平乐正骨学院，后又创办了正骨研究院。我和毛天东教授有幸成为平乐正骨学院科班出身的亲传弟子。

　　恩受高云峰先生的言传身教，耳提面命，我们这些弟子深得平乐正骨医术真谛。再经各自数十年临床、科研的体悟升华，大都学有所成，使平乐正骨这朵杏林奇葩绽放九州。2008年被收入"国家非物质文化遗产"首批名录，实乃中医药界一大幸事。

　　我与毛天东教授在正骨学院是同桌，同学情谊数十年如一日，每每相聚，忆先师笑貌风范，想当年制瓦搬砖，平坟地，起校舍，师生情笃。叙同窗阔别情谊，无不言出肺腑、淋漓酣畅，动情处以至于唏嘘零涕。

欣闻毛天东之长子毛书歌贤侄，后起之秀，青年俊杰，现担任中华中医药学会疼痛分会副主委暨河南省主委，且由省政府颁发证书确定为"国家非物质文化遗产平乐郭氏正骨法"第七代代表性传承人，不仅担纲国家名老中医毛天东传承工作室负责人，且组织其传承室学术团队，编写《毛天东老中医药专家传承工作室系列丛书》。丛书以《毛天东医案》为首本，《平乐正骨十讲》《正骨治筋108式》《实用正骨回春妙方》《道医养生传世录》依次编排。

　　丛书各分册书名新颖，内容翔实，特点突出，一经开阅则令人不忍释手。《毛天东医案》一书，收录经典案例64例，分为正骨技术、骨病筋伤、验方案例、人文案例四个门类。尤其人文案例实为医案之创新内容，切实体现了毛天东教授仁心仁术之大医本心。《平乐正骨十讲》不仅对平乐正骨学术渊源论述周详，且新的发现殊为可贵。身为第七代传承人的毛书歌贤侄，在颈椎病、腰椎间盘突出症、脊柱侧弯的手法治疗方面，成果丰硕，所述特色绝技均突显传承创新之处，尤其令人欣慰。《正骨治筋108式》《实用正骨回春妙方》资料翔实，论述精当。《道医养生传世录》一册，在浩瀚的道医典籍中，删繁为简，钩深致远，其中方术有作者自身养生之体验，殊为难能可贵。信其验之有征，传世必矣！

　　薪火传承结硕果，图文并茂传世作。作为毛天东教授的老同学，看到以他名字命名的名医工作室传承系列丛书问世，诚表热烈祝贺，并欣然为之作序。

世界手法医学联合会主席

全国老中医药专家学术经验继承工作指导老师

原广西中医学院院长

广西中医药大学终身教授

2015－4－25

目 录

一、骨折脱位篇

（一）骨折

1. 活血接骨止痛膏（河南省洛阳正骨医院内部制剂）

【组成】当归　地黄　大黄　独活　羌活　连翘　白芷　赤芍　乳香　没药　续断　三七等

【主治】创伤骨折、软组织损伤、劳损性腰腿痛、颈肩痛等各种痛症。

【用法】外用，在火上微烤，徐徐加热，待膏药软化展开后，贴患处，每帖 5~7 天，皮肤应洗干净。

【注意事项】若贴后皮肤起红疹，立即揭掉，用温水洗净皮肤，不可再贴，孕妇慎用。

2. 舒筋活血祛痛膏（河南省洛阳正骨医院内部制剂）

【组成】当归　血竭　乳香　没药　红花　三七　大黄　赤芍　木鳖子等

【主治】创伤骨折、软组织损伤、劳损性腰腿痛等症。

【用法】外用，揭去防黏层，贴于患处或相应穴位，每帖贴1日。

【注意事项】用前洗净患处，破损皮肤勿用，过敏体质及孕妇慎用。

3. 小儿清热解毒颗粒（河南省洛阳正骨医院内部制剂）

【组成】金银花　金钱草　连翘　蒲公英　牡丹皮　白茅根等

【主治】小儿创伤，肢体肿胀发热，伤口感染或有水疱。

【用法】5岁以下，每日2次，每次1包；5岁以上，每日3次，每次1包；10岁以上，每日3次，每次2包，温开水冲服。

4. 益生接骨颗粒（河南省洛阳正骨医院内部制剂）

【组成】淫羊藿　丹参　党参　白术　茯苓　甘草

【主治】老年骨折及因肾虚、气血虚所致的骨折延迟愈合。

【用法】每日3次，每次1袋。

【注意事项】糖尿病患者禁服用。

5. 接骨消瘀散（丁锷经验方）

【组成】红花　白芷　五加皮

【主治】软组织损伤和骨折，骨关节慢性炎症，各种痛证等。

【用法】将以上药物共研成极细粉末，加饴糖或蜂蜜、醋、酒调成软膏，外敷局部。24小时更换一次。急性软组织损伤3次为1个疗程，骨折、陈旧性软伤、骨关节及软组织慢性炎症7次为1个疗程，一般使用1个疗程后，间歇2～3天再用。

【按语】止痛迅速。一般敷药后疼痛即刻缓解；具有明显的消肿及促进骨痂生长作用。少数女性患者敷药后局部可出现皮炎。

6. 仙方活命饮（《校注妇人良方》）

【组成】金银花40g　陈皮20g　当归20g　赤芍20g　白芷10g　贝母10g　防风10g　甘草10g　皂角刺10g　炮穿山甲10g　天花粉15g　乳香10g　没药10g

【主治】开放性骨折。

【用法】水酒各半煎450ml，分3次温服，日2～3次。

【按语】开放性骨折后，损伤处热毒壅聚，气滞血瘀痰结，治疗以清热解毒、消肿散结、活血止痛为主。热毒壅聚，营气郁滞，气滞血瘀，聚而成形，故见局部红肿热痛；邪正交争于表，故身热凛寒；正邪俱盛，相搏于经，则脉数有力。方中金银花性味甘寒，清热解毒疗疮，故重用为君。当归尾、赤芍、乳香、没药、陈皮行气活血通络，消肿止痛，共为臣药。损伤初起，其邪多羁留于肌肤腠理之间，与白芷、防风相配，通滞散结，热毒外透；贝母、天花粉清热化痰散结，消未成之脓；穿山甲、皂角刺通行经络，透脓溃坚，可使脓成即溃，均为佐药。甘草清热解毒，并调和诸药；煎药加酒者，借其通瘀而行周身，助药力直达病所。诸药合用，共奏清热解毒、消肿溃坚、活血止痛之功。本方性偏寒凉，阴证疮疡忌用；脾胃本虚，气血不足者均应慎用。

7. 止血定痛散 (《伤科补要》)

【组成】当归60g　乳香30g　没药30g　桃仁60g　川断60g　乌药24g　荆芥15g　防风15g　白芍45g　木通15g　甘草15g　陈皮30g

【主治】创伤出血，伤痛难忍者。

【用法】共为细末，调酒外敷。

8. 刀疮药 (《医宗金鉴》)

【组成】石膏（煅净）500g　松香（水提）500g　珍珠豆（腐煮）15g

【主治】金刀所伤。

【用法】共为末，外散。

9. 止血散 (《刘涓子鬼遗方》)

【组成】乌章根90g　白芷30g　鹿茸90g（烧灰）　川芎30g　生地30g（切焙黄）　续断30g

【主治】金疮及创伤出血。

【用法】共研细末，掺于伤口包扎。

10. 乌龙膏（《伤科补要》）

【组成】百草霜 10g　白及 15g　白蔹 10g　百合 15g　百部 10g　乳香 10g　没药 15g　麝香 0.3g　炒糯米 30g　陈小粉 120g（炒）　适量醋

【主治】外伤骨折。

【用法】共研细末，醋熬为膏，外敷。

11. 接骨丹（王天文经验方）

【组成】血竭 3g　桑枝 12g　鹿角胶 9g　当归 12g　鸡血藤 9g　红参 9g　青皮 9g　自然铜 12g　骨碎补 20g　补骨脂 15g　牛膝 10g　川断 12g　土鳖虫 9g

【主治】补气养血，接骨续筋。骨折后期者用之。

【用法】水煎服，每日 2 次。

【按语】应用此方治疗骨延期愈合和骨不愈合效果明显。凡造成骨延期愈合和骨不愈合大多因为骨折后期骨伤筋损，气血运行不周，局部损伤影响全身的脏腑功能失调或因损伤后行动不便，久卧久坐伤气伤血，或因损伤内脏，脉络脏腑破裂，气血溢经决络而出，大量损耗，由于气血耗伤则脏腑的正常生理功能失调，气血化生受阻，出现气血两亏。诸药合用，功能补气养血，益肾壮骨。

12. 伤折浮肿疼痛膏（《太平圣惠方》）

【组成】厚朴（去粗皮）　白及各 60g　槟榔　川芎各 30g
桂心 75g　没药　血竭各 15g　当归（微炒）90g　朱砂（细
研）9g

【主治】折伤胀肿伤痛。

【用法】上为细末，以酒煮药成膏，摊敷料上贴疼痛处，立
效。如食前热酒调下 6g，亦佳。

13. 蚕沙膏（《太平圣惠方》）

【组成】原蚕沙 1000g，麦麸适量。

【主治】损伤骨折，恶血不散。

【用法】上和匀，以米醋熬稠，瓷器内盛，量损伤处大小涂
敷，细带包扎，日再。

14. 接骨紫金丹（《杂病源流犀烛》）

【组成】土鳖虫　乳香　没药　自然铜　骨碎补　大黄　血
竭　硼砂　当归各等量

【主治】损伤骨折，瘀血内停者。

【用法】共研细末，每服 3～6g，开水或少量酒送服。

【按语】中医学认为骨折愈合就是"瘀去，新生，骨合"的
过程。清·陈士铎在《辨证录》中说"内治之法，必须以活血
化瘀为先，血不活，则瘀不能去，瘀不去则骨不连接"。因而治

疗当活血化瘀，消肿止痛，而后方能接骨续损。接骨紫金丹由乳香、没药、骨碎补、自然铜、血竭、当归、大黄、土鳖虫、硼砂等组成。乳香、没药是治骨折损伤要药，具有散血止痛之功效，加上大黄、血竭荡涤瘀血，硼砂消肿散结，当归养血和血，共奏祛瘀生新之功；以骨碎补、自然铜补肝肾、续筋骨，使骨有所主，髓有所充，以固先天之本。

15. 大活血丸（《医部全录》）

【组成】青桑炭 500g　栗间　骨碎补　炙南星　牛膝　白芍药　炮川乌　黑豆（酒煮）各 48g　自然铜　木鳖子各 24g　细辛 30g　降香　枫香各 9g　乳香　没药　血竭各 18g

【主治】打仆伤损，折骨碎筋，瘀血肿痛，瘫痪顽痹，四肢酸痛，一切痛风等证。

【用法】上药为末，醋煮秫米粉糊，集众手搓为丸，缓则发裂，如弹子大，候干，用生漆为衣，久则不坏，每周 1 丸，用无灰酒磨化服。

16. 驳骨散（李广海经验方）

【组成】田七粉 30g　制自然铜 30g　白术 30g　黄栀子 15g　红花 15g　白及 15g　大黄 15g　龙骨 18g　乳香 21g　没药 21g

【主治】活血散瘀，消肿止痛，接骨续筋。用于骨折中后期。

【用法】将上药共为细末，用蜜糖，开水调敷患处，三天换药一次。

17. 跌打膏药（李广海经验方）

【组成】田七240g　闹洋花180g　蓖麻子300g　羌活105g　升麻105g　北黄芪90g　红花90g　高良姜90g　生南星90g　皂角90g　细辛90g　麻黄90g　川芎90g　北紫草90g　毛麝香90g　石菖蒲90g　防风90g　当归90g　藁本90g　丹皮90g　生半夏90g　桃仁90g　荜茇90g　没药90g　麻油（生油）20kg　黄丹7.5kg　樟脑1kg　冰片120g

【主治】祛风活血，舒筋活络，坚骨强筋，用于跌打肿痛，后期痹痛诸症。

【用法】先将上述中药研成细粉末，用文武火将麻（生）油加温至270℃左右，离火投黄丹，搅匀，搅拌30分钟左右，在药膏呈滴水成珠状后，仍须继续搅拌，使药膏的温度下降，在降到80℃时投入药粉，继续搅拌，待药膏温度下降至50℃左右，加入樟脑、冰片调匀成膏，备用。

18. 玉红膏（《伤科补要》）

【组成】紫草60g　全当归90g　生地120g　象皮（用替代品）60g　乳香60g　没药30g　甘草15g　合欢皮60g

【主治】一切疮口感染。

【用法】上药用麻油750g，煎枯去渣，再入黄蜡120g、白蜡60g、血竭15g，共煎至滴水不化成膏，摊布及油纸上外敷患处。

19. 白虎汤（《伤寒论》）

【组成】生石膏 30g（先煎）　知母 12g　炙甘草 4.5g　粳米 12g

【主治】创伤并发感染，阳明气分热盛，口干舌燥，烦渴引饮，面赤恶热大汗出，脉洪大有力或滑数者。

【用法】水煎服。

【按语】本方原为阳明经证的主方，后为治疗气分热盛的代表方。本证是由创伤感染后化热内传阳明经所致。里热炽盛，故壮热不恶寒；胃热津伤，故烦渴引饮；里热蒸腾、逼津外泄，则汗出；脉洪大有力为热盛于经所致。气分热盛，但未致阳明腑实，故不宜攻下；热盛津伤，又不能苦寒直折。方中石膏辛甘大寒，入肺胃二经，功善清解，透热出表，以除阳明气分之热，故为君药；知母苦寒质润，一助石膏清肺胃热，一滋阴润燥。佐以粳米、炙甘草益胃生津。

表证未解的无汗发热，口不渴者；脉见浮细或沉者；血虚发热，脉洪不胜重按者；真寒假热的阴盛格阳证等均不可误用。

20. 少腹逐瘀汤（《医林改错》）

【组成】小茴香　干姜　延胡索　川芎　肉桂各 3g　五灵脂 6g　当归 9g　赤芍 6g　蒲黄 6g　没药 6g

【主治】骨盆骨折，少腹瘀血疼痛；妇女少腹疼痛，瘀血，积块，或经期腰酸，少腹胀痛。

【用法】水煎服。

【按语】本证是由瘀血结于下焦少腹所致。下焦包括肝肾在内，由肝肾等脏功能失调，寒凝气滞，疏泄不畅，血瘀不适，结于少腹，故症见少腹积块作痛，或月经不调等杂病。治宜逐瘀活血、温阳理气为法。故方用小茴香、肉桂、干姜味辛而性温热，入肝肾而归脾，理气活血，温通血脉；当归、赤芍入肝，行瘀活血；蒲黄、五灵脂、川芎、延胡索、没药入肝，活血理气，使气行则血活，气血活畅故能止痛。共成温逐少腹瘀血之剂。

21. 接骨丹Ⅰ号（刘洪涛经验方）

【组成】真降香10g　白及10g　土鳖虫12g　归尾12g　三七12g　补骨脂6g　甜瓜子12g　血竭12g　大黄12g　乳香15g　没药18g

【主治】骨折早期、跌打损伤、骨折、骨裂、脱臼等症

【用法】共为细末，炼蜜为丸，每丸3g，日服1～2次，每次1丸，白开水或黄酒送下。

【按语】本方为骨折早期用方，骨折初期经脉受损，气滞血瘀，阻遏经脉，肿胀疼痛。故活血化瘀、攻散之法为治疗之要。方中乳香、没药活血行气，消肿止痛，配伍使用；血竭、归尾活血祛瘀，生新；降香、三七活血散瘀以助活血药活血通络；白及、甜瓜子、补骨脂补肾助阳有接骨续筋之功；大黄攻积导滞，燥火凉血，润肠通便，活血祛瘀；诸药合用以奏活血祛瘀、消肿止痛、接骨续筋之效。本方经期及孕妇忌服。

22. 接骨丹Ⅱ号（刘洪涛经验方）

【组成】马钱子12g　香瓜子30g　土鳖虫30g　麻黄15g　生姜30g　自然铜30g　川断30g　乳香30g　没药30g　麝香30g

【主治】跌打损伤，筋伤骨断，适用于骨折中期。

【用法】共为细末，炼蜜为丸，每丸1.5g，日服1次，每次1丸，白开水送下。

【按语】骨折中期瘀肿渐趋消散，断端初步连接未坚，血气如将恢复。但筋骨软弱，时有作痛，此为瘀血未尽，经脉尚未通畅，气血仍欠旺盛，自当活和兼施，散瘀、生新、合骨，养血通络，调理气机，续筋接骨。方中乳香、没药配伍使用，活血祛瘀行气，通络止痛；马钱子散结通络止痛；川断、香瓜子补肝益精，接骨续筋；加之土鳖虫、自然铜以增强活血，接骨止痛之功效。走窜通络之麝香可助活血药活血通络，麻黄散寒邪。诸药合成增强血运，促进代谢，增补肝肾气血，利于骨折愈合。

23. 接骨散（《丹溪心法》）

【组成】没药　乳香各15g　自然铜30g（煅淬）　龙骨　赤石脂各90g　麝香0.3g（另研）

【主治】骨折疼痛。

【用法】为末，好醋浸没，煮干、炒燥，临卧时以麝香少许留舌上，温酒送药末。若骨已接、尚痛，去龙骨、赤石脂。

24. 神效佛手散（《跌损妙方》）

【组成】鹿茸　当归　肉苁蓉　禹余粮　桑螵蛸　菟丝子
熟地　白芍　紫石英　覆盆子　川芎　干姜　琥珀　醋枣仁　五
味子　茯苓各等份

【主治】金创重伤，筋骨折断将死者。

【用法】共为末，每服 10g，加姜 3 片、枣 1 枚引，水煎服。

25. 蒲黄散（《太平圣惠方》）

【组成】蒲黄 0.9g　川芎 15g　当归 15g（微炒）　桂心 15g
白芷　细辛各 30g

【主治】骨折伤筋，恶血攻心烦闷。

【用法】共捣细罗散，每服以生姜调下 6g，每日 3～4 服。

26. 骨碎补散（《圣济总录》）

【组成】骨碎补（去毛）　当归（切焙）　川芎　桂（去粗
皮）　蒲黄　泽兰　没药　蜀椒（去目并合口者，炒出汗）
各 30g

【主治】骨折损伤，手足热肿疼痛。

【用法】上为散，每服 6g，温酒服，不拘时候。

27. 外洗方（孙绍良经验方）

【组成】艾叶 15g　桑枝 12g　赤芍 12g　当归 10g　桃仁 12g

红花 12g　桂枝 10g　花椒 9g　干姜 9g　五加皮 12g

【主治】活血化瘀，用于一切跌打损伤及骨折脱位后期。

【用法】将上药水煎成 2000ml 药液，温洗泡患处，每日 2 次，每次半小时，每剂药用 3 天。

28. 活血止痛丸（孙绍良经验方）

【组成】党参 9g　当归 10g　骨碎补 4g　破故纸 9g　海马 3g 川芎 9g　自然铜 10g（醋煅）　杜仲 12g　栀子 9g　乳香 9g　没药 9g　黄瓜子 10g　红花 9g　三七 3g　枳壳 9g

【主治】活血化瘀，消肿止痛，健脾固肾，清热及接骨。用于外伤肿痛、骨折脱位及关节扭挫伤的中、后期，尤其对骨折延迟愈合有效。

29. 折骨断筋方（《千金方》）

【组成】生地　当归　羌活　苦参各 6g

【主治】骨折筋断。

【用法】捣罗为散，酒服方寸匕，日三。

30. 八仙丹（《少林寺伤科秘方》）

【组成】归尾（醋洗）　大黄各 15g　骨碎补　制半夏　血竭　自然铜（醋炙 10 次）　巴豆霜　无名异（醋炙）各 3g

【主治】骨折。

【用法】共研细末，每服 2.4～3g，酒下，有方加乳香、没

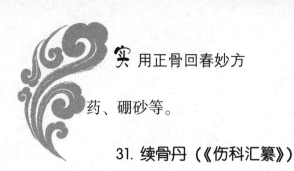

药、硼砂等。

31. 续骨丹 (《伤科汇纂》)

【组成】当归60g 大黄15g 生地 龟板 白芍各30g 丹皮9g 桃仁30g 续断 牛膝 乳香 没药 红花各6g 羊踯躅3g

【主治】骨折。

【用法】水煎服。一剂瘀去生新,骨即合矣,又二剂,去大黄,再服痊愈。

32. 加味接骨Ⅱ号方 (时光达经验方)

【组成】自然铜6g 土鳖6g 川断12g 骨碎补12g 九节茶(肿节风)15g 连钱草15g 仙灵脾12g 甘草9g

【主治】促进骨折愈合。

【用法】以上药物煎服,每2日1剂;或制成蜜丸,每重9g,每日2次,每次1丸。骨折后连续内服8~10周。

33. 接骨散 (杜自明经验方)

【组成】当归 白芷 续断 川乌 草乌 乳香 蜣螂 土鳖 广七 虎骨 (现已禁用) 苏木 碎蛇 海马 木瓜 青皮 五加皮 台乌 甲珠 伸筋草 血竭 自然铜 小茴香 柴胡 羌活 泽兰 大黄 桂尖 杜仲 茯神 明雄黄 桃仁 木通 甘草 麝香 鸡血藤

【主治】续骨生新，活血散瘀，消肿止痛。用于各种骨折。

【用法】共研成末，用开水冲调成糊状敷于患处即可。

34. 回生续命丹（《验方新编》）

【组成】川乌　草乌　自然铜各60g　乌药　地龙　青皮　禹余粮（醋淬）各12g

【主治】筋骨折断，疼痛不止。

【用法】共为细末，每用6g，用好酒送下。

35. 接骨神应丹（《普济方》）

【组成】水蛭（瓦上焙干）　没药　乳香　藿香　木香各3g　胎发1个　木鳖子（去油壳）1个　附子（炮）6g　草乌（炮）1.5g　绵子灰7.5g　半两钱3文（制）　自然铜（制）9g

【主治】骨折筋伤。

【用法】上为细末，每服6g，温酒调服，随病上下服效。

36. 整骨定痛散（《普济方》）

【组成】天花粉（炒）500g　甘草（炒）75g　没药　木香各30g　乳香　当归　血竭各45g　陈皮75g　大附子（炮去皮脐）1个

【主治】骨折损伤。

【用法】上为细末，每服15g，热酒调下。敷贴亦可。

37. 接骨没药散（《普济方》）

【组成】独活　牛膝（酒浸）　续断　杜仲　萆薢　防风　甘草各等份　乳香（另研）　没药（另研）各15g

【主治】打仆伤损疼痛，折骨碎者。

【用法】上为末，每服9g，温酒调下。

38. 补益坚骨丸（刘洪涛经验方）

【组成】生地18g　白芍12g　川芎10g　黄芪30g　当归30g　杜仲18g　五加皮10g　川断18g　丹参15g　泽兰10g　元胡10g　没药15g　陈皮9g

【主治】骨折损伤后期。

【用法】共为细末，炼蜜为丸，每丸3g，每日服1次，每次1丸，白开水送下。

【按语】本方适用于骨折后期、年老体弱、气血亏损，肝肾不足，骨折愈合迟缓。由于肝肾不足、气血衰弱，无以充养筋骨，故骨折愈合迟缓，补肾养髓以促骨之生长，调补肝脾，以养气血，理气活血，以促筋肉之修复。方中杜仲、川断以补肝益精，增筋壮骨；黄芪补气潜阳，当归补血养肝、和血调经，合以补养气血；佐以川芎、没药、丹参、泽兰、元胡活血行气之品，以活血行气舒筋；生地清热凉血，配以白芍共奏补血、调经、止痛之功；陈皮温中理气和胃，使滑而不腻，补而不滞；诸药合用益肝肾，养气血，壮筋骨，加速骨折愈合。

39. 正骨散（《烟霞圣效方》）

【组成】木贼90g（去节）　甘草90g　麻黄45g

【主治】骨折损伤、骨损疼痛。

【用法】上为末，每服9g，热酒调下。须先整骨，小夹板固定，然后服散亦可。

40. 小儿活血止痛颗粒（河南省洛阳正骨医院内部制剂）

【组成】丹参　红花　泽兰等

【主治】儿童创伤早期肿胀疼痛。

【用法】5岁以下，每日2次，每次1/2包；5岁以上，每日2次，每次1包，温开水送服。

【注意事项】高热患者、有出血者慎用。

41. 七厘散（《良方集腋》）

【组成】血竭30g　麝香0.36g　冰片0.36g　乳香　没药红花各4.5g　朱砂3.6g　儿茶7.2g

【主治】骨折筋伤初期，瘀血阻滞，作肿作痛。

【用法】共研极细末，每服0.2g，每日1~2次。米酒调服，或用酒敷患处。

【按语】中医学认为其损伤病变机理主要是瘀血阻滞，血瘀不能生新而阻滞脉络，不通则痛，不通则肿胀不退。故本病治疗当以行血消肿止痛为主。七厘散为中医药名方，方中重用血竭，为君药；以红花、乳香、没药、麝香及冰片为臣药，佐以儿茶、朱砂，能活血散瘀、定痛止血，主治跌打损伤筋断骨折之瘀血肿痛，或刀伤出血，临床运用已有数百年之久，效果良好，被前人誉为"急救之神方，济世之宝筏"（《良方集腋》）。

42. 五味消毒饮（《医宗金鉴》）

【组成】金银花15g　野菊花15g　蒲公英15g　紫花地丁15g　紫背天葵10g

【主治】创伤感染初期。

【用法】水煎服，每日1~3剂。

【按语】本证多由热毒壅滞于肌肤所致，治疗以清热解毒、消散疔疮为主。方中金银花、野菊花，清热解毒散结，金银花入肺胃，可解中上焦之热毒，野菊花入肝经，专清肝胆之火，二药相配，善清气分热结；蒲公英、紫花地丁均具清热解毒之功，为痈疮疔毒之要药；蒲公英兼能利水通淋，泻下焦之湿热，与紫花地丁相配，善清血分之热结；紫背天葵能入三焦，善除三焦之火。脾胃虚弱、大便溏薄者慎用；阴疽肿痛者忌用。

43. 三色敷药（石筱山经验方）

【组成】紫荆皮（炒黑）240g　黄金子（去衣、炒黑）240g　全当归60g　赤芍60g　丹参60g　牛膝60g　片姜黄60g　五加皮60g　木瓜60g　羌活60g　独活60g　白芷60g　威灵仙60g　防风60g　防己60g　天花粉60g　川芎30g　秦艽30g　连翘24g

甘草 18g　番木鳖 60g

【主治】骨折、筋伤。

【用法】上药研细末，和匀，用饴糖或蜂蜜调和如厚糊状，置缸内备用。使用时摊于韧性纸张或纱布垫上，约 0.3～0.4cm 厚，上盖桑皮纸一层，敷于患处。隔三到五日更换。需要时可在桑皮纸上局部或全部加其他药膏如凉血清热的金黄膏，护肤生肌的红玉膏等或桂麝丹、接骨丹等，掺药。

【按语】此药膏活血祛瘀、消肿止痛、续筋骨、利关节。治一切伤筋骨折，青紫肿胀，疼痛难忍，亦治陈伤及寒湿痹痛。方中的主药是紫荆皮和黄金子，用量明显重于其他药物。紫荆皮苦平，善于活血消肿，又能解毒。《仙传外科集验方》有一胜膏，仅以紫荆皮合白芷治初生痈肿。又有冲和仙膏治痈疽、发背、流注等，亦以紫荆皮为主药。此类痈疽等病患是气血不从，逆于内里为病，治以活血消散，凉血解毒为先。《本草述》说紫荆皮"活血、解毒，功能并奏"，《本草纲目》为它立的别名就叫"内消"，今用治损伤，活血消肿又解瘀毒，颇为得当。黄金子辛苦温，能温经散瘀，行气除痰，祛风止痛。《仙授理伤续断秘方》除痕方中用之。《本草纲目拾遗》说："杖疮起疔甲，（黄金子）焙乾为末，搽之即开，不用刀刮。"杖疮为古代杖刑后皮破，其下积瘀为患。"起疔甲"似属肌肤溃而表皮结血痂、脓痂的痂盖，它会导致其深层瘀血郁积，化热腐肉，所以要用刀刮以去之。黄金子能行气活血，散瘀除结，故为末外用可化散疔甲，促进杖疮得愈并少痕。今以二味合用为君，消散瘀结而得肿退痛止之功。

余则为活血化瘀或祛风通络的药物，互为辅佐以增药效，并使本方能用于损伤后的各个时期。番木鳖一味是 20 世纪 40 年代后期增入的，意在增添止痛的功效。

损伤后的外用敷药多偏于凉性，而三色敷药偏温。血本喜温而恶寒，温能运化散瘀，所以本方可用于损伤后各个时期，也可治陈伤及寒湿痹痛。损伤初起积瘀易于化热，则方中有紫荆皮、天花粉、连翘能凉血清热，前述紫荆皮可治痈肿，白芷能预防瘀血化热成毒。诚然，全方总体上偏温，须增其凉血清热功效，可在桑皮纸上局部加用一薄层金黄膏。加一层桑皮纸于敷药上便于其上加药，以增加敷药的功效又不妨碍敷药渗透而仍然发挥作用，而且在更换敷药时易于取下，对骨折断端可能导致位置上的影响亦大为减少。

药名为三色是因为药铺加工时，黄金子捣去衣膜，炒成黑色，研末为一包；紫荆皮微炒为紫色，研末后作另一包；其他药物研末后合为三包。即药铺加工后的原料是三包不同颜色的药末，因此原名三色末药，自行混合均匀并用饴糖调制后成药膏，仍称三色敷药。

44. 活血灵汤（毛天东经验方）

【组成】当归 15g　赤芍 15g　桃仁 12g　红花 12g　木香 6g
枳壳 12g　川断 15g　威灵仙 12g

【主治】骨折早期肢体肿痛。

【用法】水煎内服。

【按语】《普济方·折伤门》中说："血行脉中，贯于肉理，环周一身，因其机体外固，经髓内通，乃能流注不失其常。若因伤折，内动经络，血行之道不得宣通，瘀积不散，则为肿为痛，治宜除去恶瘀，使气血疏通则可复原也。"跌打损伤，气滞血瘀，脉络不通，不通则痛。且伤气比及血，伤血亦常导致气滞。故治以行气活血、祛瘀止痛之法。方中当归甘补辛散，苦泄温通，质润而腻，养血之中有活血之力，能行血中之气，使血各归其经；红花辛甘而温其气香，辛香散行，甘温和畅，入心、肝经，走血分，故能行血散瘀；桃仁味苦甘而气平，苦能通降导下，甘能和畅气血，桃仁甘苦相合，故有通经导瘀、和血调经之效，为血瘀证要药。赤芍味辛苦而气微寒，入厥阴肝经，辛散瘀结，寒清血热，味苦降泻，以导瘀下行，故有凉血祛瘀、通经消肿之效。四药合用，同起活血化瘀作用，共为君药。木香辛苦温，其气芳香，入肝、肺、脾、大肠、膀胱经，性温通而行窜，长于行气导滞。枳壳助木香疏畅气机。同理血药配伍，能加强理血药的活血祛瘀止痛作用。川断补肝肾，续筋骨，活血疗伤，为伤科要药。威灵仙辛咸温，具辛散温通咸软之性，通行十二经络，功能祛风除湿，通络止痛。诸药合用，共奏行气活血、祛瘀止痛之功。

胸部损伤、肋骨骨折症见咳嗽、吐痰、转侧疼痛者，加柴胡12g、黄芩12g、贝母15g、桑白皮20g；胸腰椎损伤症见腹部胀满，大便闭塞者，加大黄20g、芒硝30g、生姜20g、炒莱菔子20g；四肢骨折症见红肿热痛、起水疱者，加金银花30g、连翘30g、蒲公英30g、紫花地丁30g、野菊花15g。

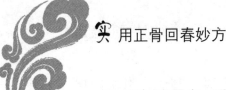

45. 三七接骨丸（河南省洛阳正骨医院内部制剂）

【组成】三七　乳香　牡丹皮　茯苓等

【主治】新鲜骨折，剧烈疼痛，肿胀不消等症。

【用法】口服，每次 1 袋，每日 2~3 次，温开水送服，儿童酌减服用。

【注意事项】孕妇忌用。

46. 特制接骨丸（河南省洛阳正骨医院内部制剂）

【组成】鹿茸　红参　三七　黄芪　骨碎补　杜仲　枸杞子自然铜等

【主治】骨折中后期迟延愈合或不愈合。

【用法】每日 2~3 次，每次 1~2 丸，温开水送服，或在医生指导下服用。

【注意事项】孕妇忌用。

47. 健骨汤（毛天东经验方）

【组成】川断 15g　骨碎补 15g　杜仲 12g　狗脊 15g　当归 12g　牛膝 15g　三七 5g　鹿茸 1g　土鳖虫 10g　自然铜 20g　黄芪 20g　山药 15g　茯苓 20g　白术 20g　党参 20g

【主治】骨折中后期延迟愈合、不愈合。

【用法】水煎内服。

【按语】《黄帝内经》曰：肾主骨生髓。《脾胃论·脾胃盛衰论》曰："大抵脾胃虚弱，阳气不能生长……则骨乏无力，是为骨萎，令人骨髓空虚，足不能履地。"毛天东老师认为骨折延迟不愈合关键病因在于肾虚脾弱，兼有血瘀。方中骨碎补性温味苦，苦能泻能燥，温能通能散，入肾补肾，补中有行，行中有补，有补肾壮骨、续伤止痛的功效，川断味苦、甘，微温，归肝、肾经，具有补肝肾、强筋骨、行血脉、疗伤续折之效，杜仲味甘微辛而气温，入肝、肾经，甘温补肝肾之阳，微辛和畅气血之滞，气血无滞则筋脉舒畅，肝肾阳复则筋骨自健，为平补肝肾、强壮筋骨之要药。鹿茸为血肉有情之品，生精补髓，其性温煦，专于补虚。枸杞滋养肝肾阴精并可防止温热太过，上诸药为君；辅以生芪、党参、白术、茯苓、山药益气健脾以资后天生化之源。佐以三七、煅自然铜、土鳖虫活血祛瘀生新。全方具有补肾益气健脾、活血祛瘀之功。

频繁遗精者，乃肾虚精关不固，可配用固肾涩精之金锁固精丸，或知柏地黄丸加龙骨、牡蛎等；阴虚火旺者可用黄柏坚阴，知母泄热，平相火而保真阴，或同服六味地黄丸滋补肾阴，龟板、鳖甲、牡蛎滋阴潜阳；潮热，汗出，伴心悸、失眠、情绪不稳定、腰酸痛，舌红少苔，脉弦者可用当归、鸡血藤养血调血，浮小麦益气止汗，酸枣仁、栀子、夜交藤养心安神，清热除烦；若见耳鸣、耳聋可加磁石、五味子；视物不清加枸杞子、菊花；气虚加大枣、太子参；阴亏亏虚可用鳖甲、黄精；阳弱加巴戟肉、乌贼骨。

48. 和营养卫汤（《伤科补要》）

【组成】人参　白术　茯苓　甘草　当归　生姜　白芍　桂枝　防风　陈皮　大枣

【主治】一切损伤后期均可服或骨折中期配合接骨药服。

【用法】水煎服。

【按语】损伤经早、中期治疗后，气血虚弱，筋肉失养，肌肤麻痹，关节不利者，治当益气养血、调养营卫之法。方中人参大补一身之气；人参配白术、茯苓、陈皮、甘草（异功散）补脾气以生肌肉，合当归补气生血以和营，又伍白术、防风益气固表以养卫；欲使营卫和调，必用桂枝、白芍、生姜、大枣、甘草（桂枝汤）与上药配伍，气血充，营卫和，则肌肉麻木、关节不利均可渐愈。

49. 接骨膏（刘洪涛经验方）

【组成】五倍子100g　五加皮100g　骨碎补100g　乳香150g　没药150g　血竭150g　儿茶100g　川断100g　红花250g　自然铜100g　生川乌100g　生草乌150g　透骨草500g　血余炭100g　金银花200g　紫花地丁200g　牛膝250g　西瓜子100g　威灵仙100g　地龙100g　生鹿角150g　檀香50g　冰片15g

【主治】活血散瘀，消肿止痛，通经活络，续筋接骨，治跌打损伤骨折、骨裂、骨膜损伤及挫扭伤筋等症。

【用法】共为细末，凡士林或蜂蜜调匀，外敷伤处。

【按语】跌打损伤后由于血脉受损，瘀血留滞，阻滞经络，局部肿胀，疼痛或骨已接正，筋已理顺，瘀血未净，合而不坚。损伤后期筋骨软弱，筋肉挛缩，关节不利，兼有外邪。故方用乳香、没药、红花、牛膝活血散瘀，行气通经；川断、西瓜子、自然铜、骨碎补补肝肾、壮筋骨；五加皮、透骨草祛风湿，止痹痛，强筋壮骨；威灵仙、川草乌祛风除湿，通经止痛；生鹿角清营凉血；紫花地丁、银花清心解毒，消散瘀肿；檀香、冰片走窜之品开窍醒神，儿茶清热止血，诸药协力，活血散瘀，消肿止痛，接骨续筋，风邪得去，标本同治，诸症可愈。

50. 加味益气丸（《简明正骨》）

【组成】黄芪30g　党参15g　生山药30g　当归身9g　柴胡12g　陈皮　升麻　防风各3g　黄芩15g　牛膝12g　甘草6g

【主治】骨折后期气虚血滞，肢体虚肿，关节不利。

【用法】共为细末，水为丸。每服9g，每日3次。

51. 养血止痛丸（《简明正骨》）

【组成】生白芍21g　丹参21g　香附12g　秦艽12g　桂枝9g　生地18g　川牛膝15g　威灵仙24g　乌药9g　鸡血藤30g　甘草6g

【主治】损伤后期或骨折愈合后，关节不利，筋肉疼痛及劳损退化性关节疼痛。

【用法】共为细粉，水为丸，如黄豆大，每次服6g，每日两次。温开水冲服。

【按语】损伤后期，血虚瘀滞，筋脉欠利，肌肉失养，关节活动不灵，治当养血舒筋、行气活血之法。方中丹参、白芍、生地、鸡血藤养血活血；血瘀则气滞，故以香附、乌药行气消滞；更加秦艽、桂枝、牛膝舒筋止痛；甘草调和诸药。合而成方，可使血虚得养，瘀滞以行，则损伤诸痛可除。

52. 归脾汤（《济生方》）

【组成】白术 10g　当归 3g　党参 3g　黄芪 10g　酸枣仁 10g　木香 1.5g　远志 3g　炙甘草 4.5g　龙眼肉 4.5g　茯苓 10g

【功用】骨折后期气血不足，神经衰弱，慢性溃疡等。

【用法】水煎服，日 1 剂。亦可制成丸剂服用。

【按语】本方多由思虑过度，劳伤心脾，气血亏虚所致，治疗以益气补血、健脾养心为主。心藏神而主血，脾主思而统血，思虑过度，心脾气血暗耗，脾气亏虚则体倦、食少；心血不足则见惊悸、怔忡、健忘、不寐、盗汗、面色萎黄，舌质淡，苔薄白，脉细缓均属气血不足之象。方中以人参、黄芪、白术、甘草甘温之品补脾益气以生血，使气旺而血生；当归、龙眼肉甘温补血养心；茯苓、酸枣仁、远志宁心安神；木香辛香而散，理气醒脾，与大量益气健脾药配伍，复中焦运化之功，又能防大量益气补血药滋腻碍胃，使补而不滞，滋而不腻。

53. 应痛丸（《伤科汇纂》）

【组成】补骨脂（半生半炒）　骨碎补（去毛）　苍术（生）草乌（生锉）各250g　穿山甲　茴香（炒）各180g　生姜500g

【主治】折伤后为血气所侵，手足痛者。

【用法】草乌用生姜、生葱各500g捣烂，腌两宿，焙干，与众共为末。酒煮面糊为丸。梧桐子大，每服50g，用酒和米汤送下。

54. 先天大造丸（《医宗金鉴》）

【组成】人参60g　土炒白术60g　当归身60g　白茯苓60g　菟丝子60g　枸杞60g　黄精60g　牛膝60g　补骨脂（炒）30g　骨碎补（去毛微炒）30g　巴戟肉30g　远志（去心）30g　广木香15g　青盐15g　丁香10g　以上各药共为末。熟地（酒煮）60g　何首乌（去皮，与黑豆同煮后去豆）60g　胶枣肉60g　肉苁蓉（酒浸）60g　紫河车1具（用白酒煮熟烂）

【主治】骨伤后期虚亏者，如流痰（骨结核）溃后，脓稀难敛，形体消瘦者。

【用法】以上药分别捣成膏状。白蜂蜜适量。将药末同捣烂的膏混合，炼蜜丸如梧桐子大，每服15～20丸，日服3次，空腹时温酒或开水送下。

【按语】本方所治痈疽，多由风寒湿毒袭于经络，或体虚外寒入侵，气血凝结，蕴于筋骨肌肉；初起漫肿无头，筋骨疼痛，渐成肿毒；或气血耗伤，溃后脓水清稀，疮口不合，甚则遂成漏症。治当补益气血、强壮筋骨之法。方中人参、白术、茯苓、当归、枸杞、熟地、枣肉补益气血，生肌长肉；骨碎补、补骨脂、巴戟肉、菟丝子、何首乌、紫河车、肉苁蓉、黄精滋补肝肾，强筋健骨；木香、丁香理气消滞；远志安神祛痰；青盐消宿物。诸药合用为滋补肝肾、强筋壮骨之重剂。

55. 特效接骨丸（毛天东经验方）

【组成】鹿茸 10g　川断 60g　骨碎补 60g　枸杞 60g　杜仲 40g　白术 60g　茯苓 60g　党参 40g　山药 60g　黄芪 60g　三七 30g　土鳖虫 30g　自然铜 40g

【主治】骨折延迟愈合及不愈合。

【用法】将本药研磨为粉，炼蜜为丸，每丸 6g。

【按语】骨折后期，由于病情迁延日久，必累及肝肾气血，致肝肾虚损，气血虚弱，最终导致骨折的延迟愈合和不愈合。本方由国家名老中医毛天东经过三十余年的临床经验，通过长期的临床摸索总结，实验研究、临床观察，形成现在的特制接骨丸，根据中医"肾主骨"理论，选择壮肾补骨佐以调理气血、温经通络的中药进行治疗。方中骨碎补、白术、茯苓、党参、山药、黄芪、三七、土鳖虫、自然铜等行气止痛，舒筋活络，温通关节；枸杞、狗脊、鹿茸、川断、杜仲补益肝肾，强筋骨，壮元阳。

56. 接骨丸（王文斌经验方）

【组成】土鳖虫 8g　苍术 8g　自然铜 14g　血竭 4g　没药 12g　生姜 24g　赤芍 18g　当归 10g　红花 10g　川断 20g　青皮 4g　辰砂 6g

【主治】活血化瘀，接骨续筋，用于跌打损伤。

【用法】研末，用蜜制成丸药，每丸 3g，每日 2 次，每次 1 粒。

57. 仙灵接骨丸（安义贤经验方）

【组成】仙灵脾　土鳖虫　骨碎补　川断各等份

【主治】补肾接骨，活血散瘀，促进骨痂的生长。适用于各种、各型新鲜骨折以及陈旧性骨折对位对线良好者。

【用法】以上诸药共研细粉，蜂蜜为丸，每丸重 9g。每日 3 次，每次 1 丸，温盐开水吞服，儿童用量酌减。

58. 活血止痛糖浆（施维智经验方）

【组成】当归尾 36g　京赤芍 36g　桃仁泥 36g　老苏木 36g　散红花 18g　制乳香 18g　制没药 18g　炒元胡 24g　王不留行 36g　落得打 36g　络石藤 24g　自然铜 36g（醋煅）　生山楂 36g　炒枳壳 24g

【主治】活血化瘀、消肿止痛，用于骨折初期瘀血内积、肿胀疼痛。

【用法】上药用清水浸泡 12 小时后煎煮 1 小时取头汁，再加水煮 1 小时取二汁，将药渣挤干，药液合并，澄清后取清液用 100 目罗筛过滤，浓缩至约 200ml 左右，加砂糖 30%，溶解后再加尼泊金乙酯 0.05%，苯甲酸钠 0.2% 溶解，加水至 200ml，冷却装瓶密封。

口服，一日 2 次，睡次服 20～30ml。

【按语】外来暴力导致骨折，筋脉势必同时损裂，气血离经，瘀血内阻，肿胀疼痛。方用归尾、赤芍、桃仁、红花、苏木、乳没化瘀消肿，元胡、王不留行行气止痛，落得打止血行血，络石藤凉血通络，自然铜消瘀续骨，生山楂行瘀消导，枳壳宽中理气，促使瘀化肿退，气血通行以使断裂之骨加快生长。本方也适用于四肢关节脱位和软组织损伤初期，瘀血内阻而致肿痛者。

59. 接骨续筋糖浆（施维智经验方）

【组成】全当归 36g　京赤芍 18g　大川芎 18g　散红花 18g　川续断 36g　骨碎补 24g　接骨木 24g　五加皮 36g　鸡血藤 36g　油松节 36g　嫩桑枝 36g　怀牛膝 36g　广陈皮 18g　炒枳壳 18g

【主治】和营活血，续骨舒筋。用于骨折中期瘀化肿退后至断端初步连接。

【用法】口服，1 日 2 次，每次 20～30ml。

【按语】四肢骨折肿退之后，促使断裂之骨及早生长接续为主要目的。气血为营养筋骨之源泉，瘀化肿退之后，宜和营活血，舒筋通络。方用当归、赤芍、川芎、红花和营活血，川续断、骨碎补、接骨木、五加皮、鸡血藤续骨舒筋，陈皮、枳壳宽中理气，促使骨折断端加快生长接续，损裂之筋膜得以修复。本方并适用于关节脱位、脊柱骨折和软组织损伤的中期。

（二） 脱位

1. 壮筋续骨丹（《伤科大成》）

【组成】当归 60g　川芎 30g　白芍 30g　熟地 120g　杜仲 30g　川断 45g　五加皮 45g　骨碎补 90g　桂枝 30g　三七 30g　黄芪 90g　虎骨 30g（现已禁用）　补骨脂 60g　菟丝子 60g　党参 60g　木瓜 30g　刘寄奴 60g　土鳖虫 90g

【主治】骨折、脱位、伤筋中后期。

【用法】共为细末，糖水泛丸，每次服 12g，温酒下。

【按语】骨折筋伤后期，瘀去骨接，但气血未壮，筋骨未坚，肝肾虚弱，筋骨软疲无力。治当补益肝肾、强壮筋骨之法。方中党参、黄芪、当归、白芍、熟地、川芎补气养血，充养肌肉；菟丝子、川断、骨碎补、补骨脂、杜仲补益肝肾，强壮筋骨；虎骨（现已禁用）、木瓜、桂枝、三七、五加皮、土鳖虫、刘寄奴舒筋活络，壮筋续骨。共奏补气血、益肝肾、强筋骨、通经络之效。

2. 补肾壮筋汤（《伤科补要》）

【组成】当归 9g　熟地 9g　牛膝 9g　山茱萸 9g　茯苓 9g

续断9g　杜仲9g　白芍9g　青皮9g　五加皮9g

【主治】伤后肾虚体弱关节脱位及骨折恢复期，年老骨折者亦可加减使用。

【用法】每日1剂，共煎2次，早晚各服1次。

【按语】多由于气血不足，肝肾亏虚，风寒湿邪侵入骨骼，以致瘀阻经络，运行失畅，不通则痛。早在《黄帝内经》中就有肾充则骨强，肾虚则骨衰的说法，而《医经精义》中更明确地阐述："肾藏精，精生髓，髓生骨，故骨者肾之合也。髓者，肾精所生，精足则髓足，髓在骨内，髓足则骨强。"肾藏精而主骨，肝藏血而主筋，乙癸同源，精血互生，筋骨相连。所谓气不泄归精于肾而为精，精不耗归精于肝而化血。

根据脏腑理论，认为该证与肝和肾的关系最为密切。补肾壮筋汤出自《伤科补要》，具有补益肝肾、强筋壮骨等作用。方中当归、熟地、牛膝、续断、杜仲、白芍、山茱萸补益肝肾，强筋壮骨；茯苓健脾渗湿；青皮行气疏肝；五加皮祛风除湿和强筋骨。现代药理研究表明，补益肝肾可以改善微循环，防止自由基过量产生，调节内分泌状态，增强免疫功能，使关节软骨退变和骨端松质骨囊样变等表现得到明显改善和修复，从而达到防治和改善病情的目的。

3. 麒麟散（石筱山经验方）

【组成】血竭60g　乳香30g　没药30g　制锦纹30g　土鳖虫30g　杜红花60g　当归尾120g　黄麻炭45g　参三七15g　煅自

然铜 30g　雄黄 24g　辰砂 6g　冰片 3g

【主治】散瘀生新，理伤续断。可用于一切损伤，诸凡骨折、脱臼、伤筋等。既可在使用汤药时同时嘱服，也可单独使用。

【用法】共为细末、和匀。每日服 1.5～3g，开水或黄酒送服，伤在上肢饭后服，伤在下肢饭前服，尤以晚饭前后服为宜。

【按语】血竭又名麒麟竭，为散瘀血、生新血要药，主治"内伤血聚，金疮折"等（《本草备要》），为本方君药。由此，本方定名为麒麟散。但血竭专主血分，佐"虽主血病，而兼入气分"（《本草纲目》）的乳香、没药，则散瘀活血又能推陈致新。土鳖虫、三七、红花、归尾亦佐逐瘀理伤、破积通络之功。大黄用制锦纹，说明本方并非峻攻，而属缓行，因为伤损瘀血难以药后即祛，宜渐除方得清彻。自然铜散瘀血，续筋骨。雄黄解瘀毒，消肿散积，又能化积血为水以得消散，辰砂能通血脉安神定志。冰片则走窜，引药入达伤处，黄麻炭甚少应用，《本草纲目》说："破血，通小便。"并引《王仲勉经验方》的"跌仆折伤疼痛接骨方：黄麻烧炭、头发炭各一两，乳香五钱为末，每服三钱，温酒下，立效"。苏颂则说："根及叶捣汁服，治挝打瘀血，心腹满气短及折骨痛不可忍者皆效。"可见前贤多举黄麻为治伤良药。

本方与《伤科补要》的夺命丹及通常应用的七厘散组成相近，但无桃仁、儿茶、麝香、骨碎补，而增入黄麻、三七、雄黄三味。桃仁含油性黏，入散剂不甚合适，儿茶则以往真伪杂出难以辨别，故去之。骨碎补与方中其他活血续骨止痛药相比，其功效稍逊，无须再入。麝香则因药中已有冰片也能走窜，又能入骨治骨痛，故亦不用。添入的雄黄能解瘀毒，使配伍更为全面。综观全方，则药力较雄而药性平和，历年用来，为有效的验方。

服法上饭前饭后的区分，为承前贤用药法，《袖珍方》治折伤接骨用地鳖、自然铜二味为末，"病在上，食后服，病在下，食前服。"

4. 接骨丸（《正体类要》）

【组成】硼砂4.5g　水粉　当归各3g

【主治】骨折或脱位。

【用法】整复后，服用此药。

5. 活血止痛安神汤（《伤科验方》）

【组成】当归9g　茯神12g　酸枣仁（炒）9g　积雪草9g　生地12g　土鳖虫3g　白芍9g　乳没炭各6g　三七3g　甘草3g

【主治】一切跌打损伤，骨折、脱位、伤筋初期，血行被阻，肿胀疼痛。

【用法】水煎服。

6. 外用祛瘀消肿止痛膏（吴乃凤经验方）

【组成】生黄柏　生大黄　斑漆　蒲公英　五香血藤　飞龙斩血　果上叶　叶下花　凤尾草　青骨藤　白芍根　苎麻根　合

欢皮　五爪金龙　薄荷　利桐皮　冬青叶　川断

【主治】清热凉血、祛瘀消肿、止痛，用于一切闭合性损伤，骨折、脱位整复固定后。

【用法】共为细末，蜂蜜水调成糊状外敷。

7. 麻肺丹（《伤科汇纂》）

【组成】羊踯躅 9g　茉莉花根 3g　当归 30g　菖蒲 0.9g

【主治】骨折，脱位。

【用法】水煎服一碗，骨折、脱位手法前服之。

8. 正骨紫金丹（《伤科诊疗》）

【组成】血竭　儿茶　木香　公丁香　大黄（熟）　红花各 30g　当归　莲子肉　茯苓　白芍各 6g　丹皮 15g　甘草 9g

【主治】跌打仆坠，闪挫损伤之疼痛，瘀血凝聚及各种类型骨折，关节脱位，肌肉韧带损伤，半月板损伤等症。

【用法】共研末为蜜丸，每服 9g，黄酒或童便调下，日服 2~3 次。

【按语】跌打仆坠，骨折复位，或闪挫损伤，肿胀渐消，瘀血凝聚未散，故疼痛不解。治以活血祛瘀、行气止痛之法。方中当归、红花、丹皮、大黄活血祛瘀；血竭、儿茶、白芍止痛止血；丁香、木香理气消滞，与上药合用，增强活血行气、祛瘀生新之功；更合茯苓、莲子肉、甘草健脾和胃，以生气血之意。

9. 珊瑚接骨丹（包金山经验方）

【组成】珊瑚10g　石决明30g　降香20g　乳香20g　代赭石20g　炉甘石20g　没药20g　西红花5g　寒水石20g　杜仲20g　银珠10g　麝香1g　三七10g　黄瓜子20g　自然铜20g　石膏20g

【主治】各种类型的新旧骨折，脱位，骨痂不易形成，失用性脱钙，肌肉、肌筋、韧带损伤，半月板损伤等。

【用法】以上十六味除麝香另研。其余粉碎成细粉，过筛，混匀；再兑入麝香细粉，混匀，制成黄豆大小丸。银珠挂衣，晾干，备用，一次9～13丸，1日2次，白开水送服。

10. 舒筋活血汤（《伤科补要》）

【组成】羌活　独活　荆芥　枳壳　红花各9g　防风　当归　续断　杜仲（炒）　五加皮各12g　青皮10g　牛膝12g

【主治】软组织损伤及脱位，骨折后筋膜粘连，局部出现筋肉挛缩强直，伸屈不利等症。

【用法】水煎服。

【按语】跌打损伤，筋肉肿痛，或骨折后期筋肉挛急作痛，凡此皆由伤处经脉湿滞，气血闭阻，风湿不得发散所致。治当舒筋活络、祛风胜湿之法。方中红花、当归、牛膝、杜仲、续断舒筋活络，强壮筋骨；瘀积成风，痹阻经络，故配以独活、羌活、防风、五加皮、荆芥祛风胜湿，通络止痛；更加枳壳、青皮行气化湿。诸药合用，可使经络通，风湿除，筋肉疼痛自解。

11. 生血补髓汤（《伤科补要》）

【组成】生地黄 12g　芍药 9g　川芎 6g　黄芪 9g　杜仲 9g　五加皮 9g　牛膝 9g　红花 5g　当归 9g　续断 9g

【功用】扭挫伤及脱位骨折的中后期患处未愈合并有疼痛者。

【用法】水煎服，日 1 剂。

【按语】扭挫伤筋及脱位骨折，经早期治疗，瘀去骨接，已近愈合，但筋骨未坚，气血已虚，故腰膝酸软，关节不利，肌肉萎缩。治当补肝肾以强筋骨，养气血以壮肌肉。方中黄芪、当归、芍药、生地、川芎补气养血；续断、杜仲、牛膝、五加皮强筋壮骨；红花合川芎、五加皮、当归、牛膝活血祛瘀，以促筋骨愈合。

12. 外敷接骨散（王天文经验方）

【组成】红花 5g　乳香 12g　没药 12g　马钱子 9g　自然铜 10g　血竭 4g　龙骨 9g　苏木 10g　接骨木 12g　川乌 10g　三七 6g

【功用主治】活血化瘀，消肿止痛。用于各种骨折、脱位。

【用法】共研末调和，醋调敷。每日 1 次。

13. 草乌散（《世医得效方》）

【组成】皂角　木鳖子　紫金皮　白芷　半夏　乌药　川芎

当归　川乌各150g　大茴香　坐拿草（酒煎熟）　　草乌各30g

木香9g

【主治】骨折、脱臼等整骨手术麻醉。

【用法】为末，每服6g，红酒调下。若伤重刺痛，手不得近者，加坐拿草、曼陀罗各15g。

二、筋伤杂病篇

（一）筋伤

1. 血肿解汤 （《简明正骨》）

【组成】木通 12g　赤芍 30g　黄芩 12g　大黄 12g

【主治】伤症初期局部肿痛、青紫，全身症状不明显者。

【用法】水煎服。

【按语】跌打损伤，瘀血积滞，郁而发热，故红肿疼痛，舌红脉数，二便不利。治当祛瘀攻下、凉血利水之法。方中重用赤芍化瘀凉血；大黄祛瘀攻下；黄芩清热泻火；木通清热利水。诸药合用，共奏凉血化瘀、攻下利水之效。

2. 乳香膏 （《证治准绳》）

【组成】乳香　松香　枫香　五倍子　狗骨（煅）各 30g
锅底墨　水麦面各 150g

【主治】损伤初期患处肿痛较剧者。

【用法】为末，好酒调糊，热敷痛处。

3. 舒膝通痹汤（毛天东经验方）

【组成】丹参30g　当归15g　赤芍15g　土茯苓30g　金银花20g　连翘20g　桑寄生15g　泽泻15g　生薏苡仁30g　白扁豆30g　木瓜12g　牛膝12g

【主治】膝关节滑膜炎，膝关节局部肿胀、胀痛、灼热。

【用法】水煎内服。

【按语】膝关节外伤或劳损，致局部气血运行不畅，正气亏虚，湿热之邪乘虚而入，同时因局部气血运行不畅，瘀滞局部，瘀久生热，则成湿热之证。治宜活血祛瘀、利湿解毒、通经活络。据此原则，国家级名老中医毛天东自拟舒膝通痹汤。方中土茯苓甘淡性平，除湿清热解毒，强筋骨，利关节；薏苡仁甘淡微寒，主入脾经，既能健脾渗湿，又能清热，《本经》述"主筋急拘挛不可屈伸风湿痹"。白扁豆健脾化湿。丹参味苦微寒，活血通经，凉血消肿；赤芍味辛苦而气微寒，入厥阴肝经，凉血祛瘀，通经消肿；泽泻利水渗湿泄热；木瓜以香温为用，化湿为功，入太阴脾经，以化湿健脾，入厥阴肝经，以祛筋脉之湿，又能舒筋活络，且木瓜祛湿偏走下肢，正切病要；川牛膝性善下行，朱丹溪谓"能引诸药下行"，不但能引诸药直达病所，而且川牛膝本身具通利关节、逐瘀通经、消肿止痛之效；桑寄生味甘苦而气平偏温，入肝肾经，甘补肝血而荣筋脉，温补肾阳而胜风寒，味苦以燥湿邪，具有内补肝肾、外祛风湿之效；当归补血活血，行气止痛；金银花、连翘甘寒，清热解毒，既加强方中清热之效，又无伤阴之弊；前人曾言"连翘具升浮宣散之功，流通气血，治十二经血凝气聚"。诸药合用共奏活血祛瘀、利湿解毒、通经活络之功。

早期膝部肿胀严重，湿热重热偏盛者，先生主张上方用药要加大土茯苓用量，同时根据"热得寒则消，瘀得辛则散，得苦则消"加入辛苦微寒的败酱草。疼痛、发热症状缓解，活动改善后，可去金银花、连翘，常加入舒筋活络的忍冬藤和鸡血藤。对于膝关节滑膜炎容易复发，缠绵难愈的特点，通过大量临床病例总结出治疗复发的散剂疗法，毛天东教授常言："汤者，荡也，急病用之；散者，缓也，慢病用之。"对于滑膜炎急性期必须应用汤剂控制并治愈临床症状，临床症状消失，对于本病并非痊愈的标志，保证症状不复发方为治愈的标准。临床症状消失后，继续运用中药散剂进行巩固性治疗，应用散剂一则较经济方便，免除了中药煎煮麻烦，二则定时定量给药，保证人体内部药物治疗作用的稳定性和持久性。同时临床症状的消失，患者的湿热症状得到控制，湿热已不是疾病的主要矛盾，恢复脾脏运化水湿功能已成为治疗的关键，所以原方去金银花、连翘，加入健脾益气之品，以收全功。除儿童急性期石膏固定或牵引期间外，患者在服用汤药时可利用药渣再煎汤外洗热敷患膝，通过热效应和药物的直接作用，加速膝部肿胀消退并充分利用药材，减轻患者费用。

4. 葛根汤（《伤寒论》）

【组成】葛根 15g　麻黄 8g　桂枝 15g　白芍 15g　甘草 5g
生姜 3 片　大枣 3 枚

【主治】颈部扭伤兼有风寒承袭者。

【用法】水煎服，煎渣湿热敷颈部。

【按语】《伤寒论》葛根汤，功效发汗解表，生津舒经。原为太阳伤寒兼经脉失养的项背僵直而设，能解除项背部肌肉的紧张及痉挛，促进血液循环，增强颈椎周围肌肉韧带的弹性，达到缓急止痛的作用。对骨伤科颈椎病的颈项强痛等症状有明显的缓解作用。方中葛根生津液，濡筋脉；麻黄、桂枝疏散风寒，发汗解表；芍药、甘草生津养液，缓急止痛；生姜、大枣调和脾胃及诸药，鼓舞脾胃生发之气。诸药合用，共奏发汗解表、生津舒经、解肌、润筋、解痉之功。

5. 颈痛消丸（河南省洛阳正骨医院内部制剂）

【组成】羌活　独活　葛根　秦艽　姜黄　丹参　桑枝　忍冬藤　延胡索等

【主治】颈椎病、颈椎骨质增生、肩周炎及肩颈部各种软组织病变等症。

【用法】口服，每次 1 袋，每日 2~3 次，温开水送服。

【注意事项】孕妇忌用。

6. 项痹舒汤（毛书歌经验方）

【组成】黄芪30g　赤芍20g　桂枝9g　葛根20g　泽泻20g
天麻20g

【主治】颈部、肩背部疼痛（神经根型颈椎病）。

【用法】水煎服。

【按语】中医学认为神经根型颈椎病属于"痹证"范畴，
《素问·痹论》中指出"风、寒、湿三气杂至合而为痹"。毛书
歌教授认为该病多因气血不足，营卫失调，筋脉失养，风寒湿邪
乘虚而入，凝聚于颈肩部，闭阻经络，"不通则痛"所致，故当
用通阳散寒法为主治疗。

项痹舒汤是在《金匮要略》中黄芪桂枝五物汤的基础上加减
化裁而成。方中黄芪为君，甘温益气，补在表之卫气。桂枝为
臣，散风寒而温经通痹，与黄芪配伍，益气温阳，和血通经。桂
枝得黄芪益气而振奋卫阳；黄芪得桂枝，固表而不致留邪。叶天
士《外感温热篇》曰："通阳不在温，而在利小便"，故用泽泻
利水、渗湿，以助桂枝通阳之力。原方白芍换为赤芍以增强活血
化瘀之力，并寓"治风先治血，血行风自灭"之意。《开宝本
草》记载，天麻"主诸风湿痹，四肢拘挛，利腰膝，强筋骨"，
故用天麻以祛风除湿，三药共为佐药。葛根疏通太阳经经气，祛
风湿，且能引药上行于头面，为佐使药。诸药合用，共奏通阳散
寒、祛风除湿之功。现代药理研究证实，桂枝中的桂皮油和桂皮
醛能解痉、利尿、镇痛；葛根素能改善微循环，提高局部微血流

量；赤芍中的芍药苷具有良好的抗炎、镇痛作用；天麻素能改善病变组织的血液循环和促进炎症吸收，从而缓解或消除颈部神经根因受刺激或压迫而水肿所致的肢体麻木、不适等症状。

7. 壮腰汤（毛天东经验方）

【组成】川断15g　骨碎补15g　五加皮15g　泽兰12g　杜仲12g　牛膝12g　补骨脂12g　女贞子15g　狗脊15g　木香6g　枳壳12g　茴香10g

【主治】腰椎间盘突出、椎管狭窄引起的慢性腰腿痛。

【用法】水煎服。

【按语】毛天东老师认为，腰痛的发生与肝肾亏虚有密切关系。肝藏血、主筋，肾藏精、主骨。肝血亏虚则筋失所养，不能"束骨利节"，可致腰部稳定性降低。肾精充足则骨骼坚强有力，肾精亏虚则不能生髓充骨，而发生退行性改变。《素问·脉要精微论》云："腰者，肾之府，转摇不能，肾将惫矣。"肝肾亏虚，筋骨不坚，腰椎活动不灵活，且不耐劳作，易受外界因素的影响，如长期过度腰部伸屈活动，或跌仆、闪扭，均可导致腰背部筋骨受损，出现气血瘀积，经络阻滞的病理状态而发生腰背疼痛。年老体虚、卫外不固，风寒湿热之邪可乘虚而入，邪阻经络，气血运行不畅；肾虚气化失常，影响津液的正常运行输布，水不正化而变为痰湿之邪，停滞于腰背经络，进而影响气血运行，可形成痰瘀互阻的病理状态。总之毛天东教授认为正虚邪实乃本病的病机关键。肝肾不足、气血亏虚是发病的内因，痰、瘀及风寒湿邪闭阻经络是其外因。内外因相互作用，从而导致本病的发生。治疗时根据虚实夹杂的特点，在补益肝肾的基础上，辅以祛风湿，行气活血。

方中杜仲味甘微辛而气温，入肝肾经，甘温补肝肾之阳，微辛和畅气血之滞，气血无滞则筋脉舒畅，肝肾阳复则筋骨自建。川断甘苦微温，入肝肾经，与杜仲同用，共起补肝肾、壮筋骨之效。杜仲补肾能力强，川断调肝功效著。五加皮味辛甘而气温，并有芳香之气，既能外散风湿之邪，又能温补肝肾阳气。风湿除，则痹痛自止；肝肾阳复，则筋骨自健。故为祛风湿、疗痹痛、强筋骨、起萎弱之要药。三药共为君药。狗脊苦甘温，入肝、肾经，功能补肝肾，强筋骨，除风湿，为肝肾虚而受风湿所致腰膝酸痛、足软无力之要药。补骨脂辛苦大温，以气为用，故为补肾壮阳主药，能振阳以化阴，补肾而固脱，益命门真火而温运脾阳。骨碎补补肾壮骨。三药共为臣药。女贞子甘苦气寒，入肝、肾经，功能滋补肝肾，乌发明目，能泻肝肾之火，益肝肾之阴，辅助诸药补益肝肾。经络阻滞，不通则痛，则以桃仁、泽兰活血破瘀利水。茴香、枳壳、木香温中散寒，理气止痛。牛膝味苦而甘，善下行，通而能补，为通经破瘀、引血下行、补益肝肾、通利关节的要药，为使药。诸药合用，共奏补益肝肾、理气止痛之功。

8. 通督汤（毛书歌经验方）

【组成】全当归 12g　党参 20g　丹参 20g　赤芍 12g　泽兰

12g　杜仲 12g　川牛膝 12g　狗脊 15g　地龙 10g

【主治】间歇性跛行、腰痛、下肢感觉障碍等（腰椎管狭窄引起的腰腿痛）。

【用法】水煎内服。

【按语】腰椎狭窄症属中医学"腰痛""痹证"等范畴。最早记载于《黄帝内经》中，《素问·痹论》曰："风寒湿三气杂至，合而为痹。其风气胜者为行痹，寒气胜者为痛痹，湿气胜者为著痹也。"《景岳全书·杂证谟·腰痛》认为："腰痛证屡发不已者，肾之虚也。"在《诸病源候论·腰背病诸候·腰痛候》中，巢元方认为腰腿痛多因"皆由伤肾气所为"。

毛书歌教授认为：腰椎管狭窄主要是由肾气不足、真阴亏虚、劳损久伤，或者外感风寒湿邪，淤积不散所致督脉痹阻，经络失养，多以虚实夹杂为主，所以治疗本病，采取补肾益精、祛邪通络的方法。君药：杜仲味甘性温，补肝肾，强筋骨，治疗肾虚之要药，《神农本草经》谓其"主治腰膝痛，补中，益精气，坚筋骨"。狗脊味苦甘，性温，具有滋补肝肾、强腰健膝之功效。臣药：赤芍味苦，微寒，散瘀止痛；全当归取活血之主治。泽兰、丹参并用，祛瘀、活血，《名医别录》记载："养血，去心腹痼疾结气，腰脊强。"佐药：党参味平甘，补益肾气，具有扶正祛邪的功效，临床上多用于慢性疾病的治疗；地龙疏通全身经络。使药：川牛膝为少阴、厥阴之药，既可协助君药补肝益肾，强壮筋骨，也能引诸药下行以达病所。伴下肢放射性疼痛者，可加入天麻、桑寄生；伴有腰部酸痛者，加威灵仙；不能久站、久坐者，加千年健。

9. 杜仲汤 （《伤科补要》）

【组成】 肉桂　乌药　杜仲　生地　赤芍　丹皮　当归尾　延胡索　桃仁　川断各30g

【主治】 凡腰肌伤痛用之。

【用法】 童便酒煎服。

10. 灵仙汤 （王广智经验方）

【组成】 威灵仙600g　莪术300g　丹参500g　川芎200g　草乌200g　细辛100g

【主治】 软坚，活血，止痛。用于腰椎增生性腰痛，颈椎病，膝增生性关节炎，创伤性关节炎，坐骨神经痛，创伤后遗关节僵硬，以及肩周炎、肱骨外上髁炎、腱鞘炎等。

【用法】 将药放铝锅内，加水6kg左右，浸泡一小时，置火炉上先武火后文火煎1小时。过滤，药渣再加水3kg，煎40分钟，过滤，两次滤出液置锅内文火加热，浓缩至2500ml左右，瓶贮备用，用时将适量药液倒在消毒过的绒布垫上浸湿，绒布垫置于治疗部位的皮肤与直流电药物离子导入机电极板下，按机器使用规定，进行治疗。

【按语】 本方由三部分药物组成：威灵仙、莪术软坚散结、舒筋通络，为方之主体；配以丹参、川芎活血化瘀，通利血脉。二者相辅相成，使坚结之瘀血得以消散，经络血脉得以畅通，

"通则不痛"，达到治疗上述病证的目的。草乌、细辛二味，表面麻醉止痛。全方软坚活血、舒筋通络治其本，表面止痛治其标，标本兼顾，故能有较好疗效。

11. 乳香趁痛散（《伤科汇纂》）

【组成】骨碎补　苍耳子　自然铜（火煅醋）　白芷　桂皮　防风　当归　赤药　血竭　没药　白附子各9g　虎胫骨（用替代品）　龟板（酒炙）各6g　牛膝　天麻　槟榔　五加皮　羌活各9g　全蝎3g　乳香6g

【主治】挫闪打坠腰痛。

【用法】上药研为粗末，水煎服。

12. 腰损伤方（《验方新编》）

【组成】杜仲6g　牛膝4.5g　补骨脂　骨碎补　地黄（生）质汗　乌药　乳香　没药　当归　威灵仙各1.6g　小茴香　蛇床子各2.4g　羌活　独活各1.8g　肉桂1.5g　土鳖虫5个

【主治】腰损伤。

【用法】水煎服。腰虚自痛，除土鳖虫、独活，加熟地3g。

13. 芪仲腰舒丸（河南省洛阳正骨医院内部制剂）

【组成】黄芪　杜仲　续断　桂枝　当归　白芍　牛膝等12味

【主治】腰痛、腰椎骨质增生、腰肌劳损、腰及下肢冷痹、麻木、困痛等症。

【用法】口服，每次1袋，每日2～3次，温开水送服。

【注意事项】孕妇慎用。

14. 如神散（《伤科汇纂》）

【组成】延胡索　当归　桂心　杜仲（姜汁炒）各等份

【主治】挫伤腰痛。

【用法】共为末，每服6g，温酒调下。

15. 立安散（《伤科汇纂》）

【组成】白牵牛6g　当归　肉桂　延胡索　杜仲　茴香（炒）各6g　木香1.5g

【主治】挫闪、气滞腰痛。

【用法】上药共为末，空心酒下2匙。

16. 椎间盘丸（河南省洛阳正骨医院内部制剂）

【组成】黄芪　桂枝　当归　白芍　威灵仙　五加皮　续断　甘草等

【主治】椎间盘突出、椎管狭窄、骨质增生等所致的腰腿痛，颈肩臂痛、冷感、麻木等神经症状。

【用法】口服，每次1袋，每日2～3次，温开水送服。

【注意事项】孕妇慎用。

17. 七味展筋散（河南省洛阳正骨医院内部制剂）

【组成】血竭　人工麝香　人工牛黄　珍珠　乳香　没药等11味中药。

【主治】慢性劳损所致的关节强直、屈伸不利、肌肉酸痛以及腰腿痛、肩周炎等。

【用法】外涂于患处，按揉至发热，每日3～5次，每次少许，10天为一疗程。

【注意事项】孕妇忌用。

18. 调营和络饮（《脉因证治》）

【组成】归尾　赤芍各12g　桃仁　红花　独活　秦艽　牛膝各9g　大黄　桂枝各6g

【土治】急性扭挫伤瘀血停滞。

【用法】水煎服。有寒者去大黄，有热者去桂枝。

19. 没药散（《太平圣惠方》）

【组成】没药　虎骨（用替代品）（涂酥炙黄）　当归（微炒）　延胡索各60g　补骨脂　白芷　生地（微炒）　大黄（微炒）　蒲黄（微炒）　独头栗子黄（干烤）各30g。

【主治】被重物压榨伤筋骨，疼痛，瘀血不散。

【用法】捣细罗为散，不计时候，以温酒调下6g。

20. 十三味总方（《救伤秘旨》）

【组成】三棱 15g　赤芍 4.5g　骨碎补 4.5g　当归 3g　莪术 3g　延胡索 3g　木香 3g　乌药 3g　青皮 3g　桃仁 3g　苏木 3g

【主治】跌打损伤体格健壮者。

【用法】用陈酒 800ml 煎服。

【按语】若伤重，大便不通者，加大黄 12g，恐有瘀血入内，涩滞者，加缩砂仁 9g。

21. 人参紫金丹（《伤科补要》）

【组成】人参 9g　丁香 30g　五加皮 60g　甘草 24g　茯苓 6g　酒当归 30g　骨碎补 30g　血竭 30g　五味子 30g　没药（去油）60g

【主治】跌仆闪撞而气虚者。

【用法】共为细末，炼蜜为丸，每服 9g，早晚用黄酒化服。

22. 腰脱方（王文斌经验方）

【组成】熟地 20g　山药 15g　山萸肉 15g　茯苓 20g　当归 20g　鸡血藤 15g　红花 15g　续断 15g　杜仲 15g　穿山甲 10g　黄芪 30g　木瓜 15g　细辛 5g　没药 10g

【主治】补肾壮腰，通经络，用于各种腰腿疼痛。

【用法】水煎服，1 日 2 次。

23. 补损续筋丸（《医宗金鉴》）

【组成】当归25g　川芎15g　酒白芍15g　熟地15g　广木香25g　丹皮25g　乳香25g　没药25g　骨碎补15g　自然铜（煅）15g　红花15g　血竭15g　朱砂5g　丁香5g　人参50g　虎骨100g（用替代品）　古铜钱3枚（醋淬）

【主治】跌打损伤，骨断筋捩，肉破血流，疼痛不止等症。

【用法】共为细末，炼蜜为丸10g重。成人每服10g，日服2~3次。

【按语】跌打损伤，筋骨断折，气血已伤，瘀血未尽，经脉不通，则疼痛不止。治当活血祛瘀、益气养血、行气止痛之法。方中人参、当归、熟地、白芍、川芎益气养血；红花、没药、乳香、丹皮、木香、丁香、血竭行气养血；自然铜、古铜钱、骨碎补、虎骨（用替代品）接骨续筋；朱砂安神。合而用之，可使血行瘀化，瘀去骨接，加之益气养血，更能促进筋骨的接续。

24. 八厘散（《医宗金鉴》）

【组成】煅自然铜10g　乳香10g　没药10g　血竭10g　红花3g　苏木3g　古铜钱3g　丁香1.5g　麝香0.3g　番木鳖（油炸去毛）3g

【主治】跌打损伤。

【用法】共研细末，每服0.2~0.3g，黄酒送服，每日1~2次。

【按语】跌打损伤，筋骨折断，血离经脉，瘀积不散，血脉不通，则肿痛，治当活血祛瘀为先，因血不活则瘀不去，瘀不去则骨不能接。故以红花、苏木、乳香、没药、血竭活血祛瘀；更加麝香、丁香、番木鳖行气通络，消肿止痛，以增祛瘀生新之功；为增强散瘀止痛，接骨续筋之效，故配以自然铜、古铜钱以奏其功。

25. 黎洞丸（《医宗金鉴》）

【组成】牛黄1份　冰片1份　麝香1份　阿魏1份　雄黄5份　大黄10份　儿茶10份　血竭10份　乳香10份　没药10份　三七10份　天竺黄10份　藤黄10份

【主治】跌打损伤，瘀阻气滞，剧烈疼痛或瘀血内攻等症。

【用法】隔汤煮十数次，去浮沫，用山羊血拌晒，如无山羊血，以子羊血代之。共研细末，将藤黄划开为丸如芡实大，焙干，稍加白蜜，外用蜡皮封固。每次1丸，开水或酒送服。外用时，用茶卤磨涂。

26. 神效葱熨法（《正体类要》）

【组成】葱白

【主治】跌仆伤损。

【用法】细切，杵烂，炒热，敷患处。如冷，即换。肿痛即止。

27. 黑丸子（《仙授理伤续断秘方》）

【组成】百草霜　白芍药各 30g　赤小豆 48g　炮川乌 18g
白蔹 48g　白及　当归各 24g　炮南星 9g　牛膝（焙）18g　骨碎
补（焙）18g

【主治】跌仆坠堕，筋骨疼痛，或瘀血致肿，或风寒凝滞经
脉，肢体作痛。

【用法】各另为末，酒糊丸，桐子大，每服三十丸，盐汤温
服送下，孕妇不可服用。

【按语】跌仆损伤，瘀血留滞，或壅于肌肉，或积于筋骨，
或滞于血脉，气血不和，不通则痛；寒湿痰瘀互结，则痛且肿。
治当和血消肿、散结止痛之法。方中当归、白芍、牛膝、骨碎补
和血行血，强壮筋骨，用治瘀血；白及、白蔹、赤小豆、百草霜
散结消肿，解毒收敛，用治肿疡；炮川乌、炮南星温经散寒，燥
湿除痰。诸药合用，可使经脉通，痰湿除，疮疡收，肿痛诸症自
然而解。

28. 没药圣降丹（《正体类要》）

【组成】没药　川乌头　骨碎补　白芍药　当归各 45g　自
然铜 30g

【主治】损伤筋骨，疼痛或不能屈伸，肩背拘急，身体倦怠，
四肢无力。

【用法】研为细末，每 30g 做 4 丸，以生姜自然汁与炼蜜为

丸，每次服 1 丸。

29. 加减补筋丸（《医宗金鉴》）

【组成】当归 30g　熟地 60g　白芍 60g　红花 30g　乳香 30g　茯苓 30g　陈皮 60g　没药 9g　丁香 15g　骨碎补 30g

【主治】跌仆伤筋，血脉壅滞，青紫肿痛。

【用法】共为细末，炼蜜为丸，如弹子大，每丸重 9g，每次服 1 丸，用无灰酒送下。

【禁忌】孕妇禁用。

30. 正骨紫金丹（《医宗金鉴》）

【组成】丁香 1 份　木香 1 份　血竭 1 份　儿茶 1 份　红花 1 份　牡丹皮半份　甘草 1/3 份　熟大黄 1 份

【主治】跌仆坠堕、闪挫伤之疼痛、瘀血凝聚等症。

【用法】共研细末，炼蜜为丸。每服 10g，黄酒送服。

【按语】跌仆坠堕，骨折复位，或闪挫损伤，肿胀渐消，瘀血凝聚未散，故疼痛不解。治以活血祛瘀、行气止痛之法。方中红花、丹皮、大黄活血祛瘀；血竭、儿茶止痛止血；丁香、木香理气消滞，与上药合用，增强活血行气、祛瘀生新之功。

【禁忌】孕妇禁用。

31. 平乐展筋酊（河南省洛阳正骨医院内部制剂）

【组成】血竭　乳香　没药　红花　三七　冰片等

【主治】跌打损伤，肿胀不消，劳伤宿疾等。

【用法】外用，每日 2 次，涂擦患处，按摩至发热，劳伤宿疾先行涂药热敷 30 分钟，然后按摩。

【注意事项】皮肤破损者及黏膜处禁用。

32. 复元通气散（《伤科汇纂》）

【组成】木香　炒茴香　青皮　炙穿山甲　陈皮　白芷　甘草　漏芦　贝母各等份

【主治】打仆伤损作痛，或恼怒气滞、血凝作痛者。

【用法】共为末，每服 3～6g，温酒调下。

33. 颈椎病方（王文斌经验方）

【组成】川芎 15g　黄芪 30g　桂枝 10g　羌活 15g　当归 20g
白芍 15g　姜黄 15g　桑枝 10g　丹参 15g　细辛 5g　鸡血藤 15g
红花 15g　茯苓 15g　甘草 10g

【主治】温阳益气，舒筋通络。用于颈椎病。

【用法】水煎服。1 日 2 次。

34. 消毒定痛散（《医宗金鉴》）

【组成】炒无名异　炒木耳　大黄各 15g

【主治】跌仆损伤。

【用法】共研为末，蜜水调敷患处。

35. 壮筋养血汤（《伤科补要》）

【组成】当归9g 川芎6g 白芷9g 续断12g 红花5g 生地12g 牛膝9g 牡丹皮9g 杜仲6g

【主治】损伤筋络。

【用法】水煎服。

【按语】跌仆闪挫，损伤筋络，瘀滞不行，加之肝肾不足，筋脉失养，则肿胀作痛。治当益肝肾、行瘀滞之法。方中生地黄、续断、杜仲、当归补肝肾，强筋骨；红花、丹皮、川芎、牛膝活血脉，行瘀滞，与上药合用，可使瘀滞散，筋骨壮，疼痛止。

36. 地鳖紫金丹（《伤科秘方》）

【组成】青皮 黄芩 赤芍 乌药 红花 赤苓各9g 血竭24g 朱砂6g 自然铜 虎骨（用替代品）各24g 土狗15g 土鳖虫 猴骨（用替代品） 牛膝 威灵仙 麝香 肉桂 贝母 刘寄奴 陈皮 苏木各9g 五灵脂15g 木香6g 香附12g 枳壳6g 丹皮12g 桃仁15g 远志6g 当归尾15g 桂枝 木通各9g 三棱 莪术各12g 秦艽9g 五加皮15g 泽泻9g 松节15g 枸杞 韭菜子各9g 硼砂24g

【主治】新旧跌打内伤，面黄肌瘦，四肢无力。

【用法】共为细末，重服0.9g，中服0.6g，轻服0.3g。

37. 补筋丸（《医宗金鉴》）

【组成】五加皮 50g　蛇床子 50g　盔沉香 50g　丁香 50g　川牛膝 50g　茯苓 50g　莲子心 50g　肉苁蓉 50g　菟丝子 50g　当归（酒洗）50g　熟地 50g　丹皮 50g　木瓜 50g　怀山药 40g　人参 25g　广木香 15g

【主治】跌仆伤筋，血脉壅滞，血肿青紫疼痛等症。

【用法】共为细末，炼蜜为丸，每丸 10g 重。每服 1～2 丸，热黄酒冲服。日服 2～3 次。

【按语】跌仆损伤，触及筋肉，气滞血瘀，则患处青紫肿痛；加之气血不足，肝肾两虚，则形体虚弱，面色无华。治当祛瘀滞、补气血、壮筋骨之法。方中丁香、沉香、木香行气消滞；丹皮、当归、牛膝活血祛瘀；人参、熟地、茯苓、怀山药补益气血；肉苁蓉、菟丝子、蛇床子、五加皮温补肝肾，强壮筋骨；木瓜舒筋活络。合而用之，共奏平补筋骨之效。

38. 活血止痛汤（《伤科大成》）

【组成】当归 12g　川芎 6g　乳香 6g　苏木 5g　红花 5g　没药 6g　土鳖虫 3g　三七 3g　赤芍 9g　陈皮 5g　积雪草 6g　紫荆藤 9g

【主治】跌打损伤肿痛。

【用法】水煎服。目前临床上常去紫荆藤。

【按语】跌打、撞、碰、压、轧等损伤后，瘀血阻滞，脉道不通，局部肿痛难忍。因气伤痛，形伤肿。气无形，血有形，伤血必及气，故肿且痛，固定不移。治当活血化瘀、消肿止痛之法。方中当归、红花、川芎、赤芍、苏木活血通经；乳香、没药、三七活血止痛；土鳖虫、紫荆藤、积雪草破瘀通经，消肿止痛；陈皮理气化滞。诸药合用，共奏活血化瘀、通经止痛之效。

【禁忌】孕妇禁用。

39. 海桐皮汤 (《医宗金鉴》)

【组成】海桐皮6g　透骨草6g　乳香6g　没药6g　当归5g　川椒10g　川芎3g　红花3g　威灵仙3g　甘草3g　防风3g　白芷3g

【主治】跌打损伤疼痛。

【用法】共为细末，布袋装，煎水熏洗患处。

【按语】跌打损伤，瘀血留滞经脉，气血为之不通，则青肿坚硬疼痛，牙车紧急，嚼物艰难，鼻孔出血，两唇掀翻等。治当活血祛瘀、通络止痛之法。方中海桐皮、透骨草、威灵仙、白芷、防风、川椒通经活络，除湿止痛，兼能活血行滞；川芎、当归、红花、乳香、没药活血祛瘀，消肿止痛；甘草调和诸药，以成通络散瘀止痛之剂。

40. 散瘀和伤汤 (《医宗金鉴》)

【组成】马钱子15g　红花15g　生半夏15g　骨碎补9g　甘草9g　葱须30g　醋60g（后下）

【主治】碰擦损伤，瘀血停聚，筋伤骨错，疼痛不止。

【用法】用水煎药，沸后，入醋再煎5～10分钟，熏洗患处，每日3～4次，每次熏洗都把药液煎沸后用。

41. 活血止疼汤（《伤科大成》）

【组成】当归　苏木末　积雪草各6g　川芎2g　红花1.5g
乳香　没药　三七　炒赤芍药　陈皮各3g　紫荆藤　土鳖虫各9g

【主治】跌打损伤，肿胀疼痛。

【用法】每日1剂，水煎服。

【按语】中医理论认为损伤后肿胀疼痛属于气机失调，气血周流不畅，气血淤积，经脉受损，血不循经，溢于脉外，阻塞经络，不通则痛，或阻塞络道，离经之血，无论气滞还是血瘀，瘀滞于肌肤，产生肿胀。宋代杨仁斋在《直指附遗方论》中指出："盖气为血帅也，气行则血行，气止则血止，气温则血滑，气寒则血凝，气有一息之不运，则血亦有一息之不行。"故传统中医利用先活血化瘀，同时需与理气兼顾，因为伤血必及气。因此认为在治血的同时要治气，针对此理论治疗宜以活血化瘀、行气、利水消肿，改善血液循环为主。通过改善血液循环，代谢产物的清除和渗出水肿的吸收，减少对神经末梢的刺激，缓解疼痛。活血止疼汤加减的治疗就是取其活血化瘀、通络行气止痛、改善损伤部位微循环、利水消肿等作用。活血止疼汤其中的当归、川芎、红花、三七、紫荆藤、赤芍、土鳖虫等具有活血化瘀作用，合以乳香、苏木、没药、陈皮等理气止痛。故方剂的使用，多种药物综合同时发挥功效，标本兼治，药力温和，药效持久，明显提高了治疗效果。

42. 茴香酒（《医方集成》）

【组成】补骨脂（炒）　茴香（炒）　肉桂各等份

【主治】打坠凝瘀，腰肋疼痛通用。

【用法】上为末，每服 6g，食前热酒调服。

43. 花蕊石散（《本草纲目》）

【组成】花蕊石 60g　石硫黄 120g

【主治】跌仆损伤、死血瘀积患处或创伤出血者。

【用法】二味和匀，放入瓦罐煅研为细末。每服 3g，每服 3g，童便调下。或外用止血。

【按语】诸伤出血，急当止血。然止血又当化瘀，才能促进新肌生长。故方中重用硫黄，外用能解毒杀虫，燥湿止痒。配以花蕊石，功专止血，又能化瘀血为水，与硫黄合用，以增止血化瘀、解毒杀虫之功。

44. 仙鹤草汤（王继先经验方）

【组成】仙鹤草 30～40g　桑枝 30g　金银花 15～30g　白芍 15～30g　片姜黄 6～10g　甘草 30～10g　大枣 10 枚

【主治】网球肘。

【用法】水煎服。

【按语】网球肘是肘关节外侧桡骨头周围组织及血管神经束经过长期劳累磨损产生病理改变而成，切除部分肥厚的环状韧带和切断指伸总肌腱穿出的血管神经束，均能治愈网球肘。仙鹤草是止血补损之良药，仙鹤草的粗浸剂，能收缩周围血管，促进血液凝固，仙鹤草素及维生素 K 均能加速血凝，所以仙鹤草能使肘外侧的血管神经束收缩，凝血栓塞阻断，此药为君，有治愈网球肘之功。仙鹤草的醇浸出物有强心、兴奋呼吸中枢的作用，能使已经疲劳的骨骼肌兴奋，配大枣、白芍，养阴舒筋，增强其补损健肌之功效，能够恢复桡骨头周围软组织的功能，金银花、甘草能消除磨损的炎症，桑枝、片姜黄引诸药上行肢臂，且能通络止痛，诸药相辅相成，有凝血补损之功能，是治疗网球肘的良方。

45. 破血散瘀汤（《伤科汇纂》）

【组成】水蛭 连翘 当归 柴胡 苏木 羌活 防风 桂心 麝香

【主治】坠落损伤，其恶血留于腰肌肋下，疼痛不能转身。

【用法】共锉作二帖，酒、水煎，冲水蛭、麝香末调服即愈。

46. 乌药顺气汤（《伤科汇纂》）

【组成】乌药 橘红各6g 麻黄 白芷 桔梗 枳壳各3g 僵蚕（去丝） 炮姜 甘草各1.5g

【主治】跌打损伤兼风之证，通身顽麻，骨节疼痛，步履艰难，语言艰涩，口眼歪斜，喉中气急有痰者。

【用法】加姜、葱，水煎服。

47. 五苓散（《伤寒论》）

【组成】猪苓 9g　泽泻 9g　白术 9g　茯苓 9g　桂枝 9g

【主治】腰背部损伤，督脉受累，膀胱气化不利，癃闭或淋沥不畅等症。

【用法】水煎服，日 1 剂。或共为散，分 2 ~ 3 次，在 1 日内服完。

【按语】本方主治病症虽多，但其病机均为水湿内盛，膀胱气化不利所致。在《伤寒论》中原治蓄水证，乃由太阳表邪不解，循经传腑，导致膀胱气化不利，而成太阳经腑同病。太阳表邪未解，故头痛微热；膀胱气化失司，故小便不利；水蓄不化，郁遏阳气，气不化津，津液不得上承于口，故渴欲饮水；其人本有水蓄下焦，饮入之水不得输布而上逆，致水入即吐，故此又称"水逆证"；水湿内盛，泛溢肌肤，则为水肿；水湿之邪，下注大肠，则为泄泻；水湿稽留肠胃，升降失常，清浊相干，则为霍乱吐泻；水饮停于下焦，水气内动，则脐下动悸；水饮上犯，阻遏清阳，则吐涎沫而头眩；水饮凌肺，肺气不利，则短气而咳。治宜利水渗湿为主，兼以温阳化气之法。

方中重用泽泻为君，以其甘淡，直达肾与膀胱，利水渗湿。臣以茯苓、猪苓之淡渗，增强其利水渗湿之力。佐以白术、茯苓健脾以运化水湿。《素问·灵兰秘典论》谓："膀胱者，州都之官，津液藏焉，气化则能出矣"，膀胱的气化有赖于阳气的蒸腾，故方中又佐以桂枝温阳化气以助利水，解表散邪以祛表邪，《伤寒论》示人服后当饮暖水，以助发汗，使表邪从汗而解。

48. 金黄（散）膏（《医宗金鉴》）

【组成】大黄2500g　黄柏2500g　姜黄2500g　白芷2500g　制南星500g　陈皮500g　苍术500g　厚朴500g　甘草500g　天花粉5000g

【主治】感染阳证，跌打肿痛。

【用法】共研细末。用酒、油、蜜、菊花、金银花露、丝瓜叶或生葱等捣汁调散，或凡士林8/10，金黄散2/10调制成膏外敷。

【按语】本方所治感染、肿痛，乃湿热壅滞于血脉，气血为之不畅，积而瘀热内蕴，则局部红肿热痛，甚则热壅肉腐，脓肿疼痛；或是跌打损伤，经脉破损，瘀热内积，气滞血瘀，则肿痛难忍；由于郁而化热，则舌红苔黄，尿赤便秘，脉数而弦。两者病证虽异，但病机则一，皆由气血壅滞，热毒内结而成。治当清热解毒、活血止痛、行气燥湿之法。所不同者，诚如清·吴师机的《理瀹骈文》所说的："外治之理，即内治之理，外治之药，即内治之药，所异者法耳。"方中重用天花粉既可清热生津，消肿排脓，又能消损瘀血，以续绝伤；配以大黄、姜黄、白芷、黄柏清热解毒，活血止痛，与主药合用，共治瘀热；活血还须行气，气行血行，气化湿化，湿化则肿毒消解，故以厚朴、陈皮理气消滞；苍术、制南星燥湿消肿；合甘草则能解毒散结止痛。诸药合用，可使热清毒解，气行血活，则肿消痛止。

49. 定痛膏（《证治准绳》）

【组成】芙蓉叶4份　紫荆皮1份　独活1份　生南星1份
白芷1份

【主治】跌仆损伤肿痛。

【用法】共研细末。用姜汁、水、酒调煮热敷，或用凡士林
调煮成软膏外敷。

【按语】跌打损伤，骨折筋断，损伤血脉，瘀血留滞，脉道
不通，则红肿赤痛。治当祛瘀止痛。方用芙蓉叶凉血解毒，消肿
排脓；配以紫荆皮接骨续筋，通经止痛；更用独活、白芷、天南
星以增散结消肿止痛之功。

50. 祛伤散（《伤科补要》）

【组成】川断45g　全当归60g　羌活30g　独活30g　五加皮
4g　川芎15g　牛膝30g　肉桂9g　草乌15g　细辛12g　乌药
30g　红花15g　川乌15g　甘草15g

【主治】跌打损伤，经络伤痛。

【用法】共为细末，每服9g，热酒冲服。

51. 凉血地黄汤（《医宗金鉴》）

【组成】生地9g　黄连4.5g　当归4.5g　甘草3g　生栀子
（研）3g　玄参3g　黄芪6g

【主治】跌打损伤，血热妄行或体内出血不止。

【用法】水煎服。

【按语】原方书云本方治血箭（又名肌衄）毛孔射出血，是心火炽盛，迫血妄行所致。今用于跌仆损伤而致出血，也属热盛迫血妄行者。治以凉血止血之法。方中生地、玄参、当归清热凉血，滋阴熄火，且能引血归经；黄芩、黄连、栀子、甘草清热解毒，合上药则泻火滋水。两法合方，以增凉血止血之效。

52. 铁扇散（《伤科汇纂》）

【组成】制象皮（用替代品）15g　龙骨粉15g　松香30g　石灰30g　枯矾30g　炒乳香30g

【主治】跌仆损伤，金疮出血，创伤肿痛等症。

【用法】为末，白酒调敷患处。

53. 清心药（《证治准绳》）

【组成】当归20g　川芎10g　生地15g　赤药20g　桃仁10g　丹皮15g　黄连15g　黄芪15g　连翘15g　栀子15g　甘草5g

【主治】跌打损伤。

【用法】水煎300ml，分3次温服，日服2~3次。

54. 桃红四物汤（《医宗金鉴》）

【组成】当归　川芎　生地　白芍　桃仁　红花

【主治】跌打损伤，瘀血肿痛。

【用法】水煎服。

【按语】当归甘辛、温。入心、肝、脾经。有补血、活血调血之功。《别录》曰："温中止痛，除客血内塞……补五脏，生肌肉。"故当归为本方之主药。熟地甘温，有滋补养血之功，和当归相配可加强补血作用。白芍有疏肝行气、通调血脉之功。《本草经疏》曰："手足太阴引经药，入肝、脾血分。"《别录》曰："通顺血脉，缓中，散恶血，逐贼血……"白芍与川芎能增强行血、活血、止痛作用。红花活血、通经、祛瘀、止痛，桃仁有破血行血作用，《本草逢原》称："桃仁，为血瘀血闭之专药。"二者合用，活血祛瘀作用更强。统观以上当归、熟地有补血、养血、调血之功，配白芍、川芎加强行气、活血、止痛作用，加桃仁、红花增强其活血、祛瘀、通脉功能。诸药合用达补血、调血、祛瘀、通脉，治瘀血阻滞之证。

55. 外敷消肿止痛散（王天文经验方）

【组成】桂枝 6g　赤芍 10g　姜黄 10g　自然铜 10g　陈皮 6g　生大黄 6g　红花 10g　川黄柏 10g　薄荷 6g　枳壳 6g　白芷 10g　桃仁 10g

【主治】消肿止痛，主治伤后肢体肿痛。

【用法】共研末，鸡蛋清调敷患处。

56. 橘术四物汤（《证治准绳》）

【组成】当归 10g　川芎 10g　白芍 10g　生地 10g　陈皮 6g

白术 6g　桃仁 6g

【主治】跌打损伤，肿胀疼痛，或损伤中期肿痛未尽，中气不调者。

【用法】水煎服。

57. 消下破血汤（《伤科补要》）

【组成】当归　生地　赤芍　川芎　桃仁　红花　苏木　五灵脂　柴胡　黄芪　栀子　木通　泽兰　枳实　川牛膝　大黄

【主治】跌打损伤，腹满胀痛，二便不通。

【用法】水煎服。

58. 血府逐瘀汤（《医林改错》）

【组成】当归 10g　生地 10g　桃仁 12g　红花　赤芍　牛膝各 9g　川芎　柴胡　枳壳　桔梗各 6g　甘草 3g

【主治】跌打损伤，头痛，胸痛，经久不愈，痛如针刺，固定不移。

【用法】水煎服。

【按语】本方是王清任用以治疗"胸中血府血瘀"所致诸症之名方。由于胸胁为肝经循行之地，胸头部损伤后，气滞血瘀，瘀血阻于胸中，气机郁滞，则胸胁刺痛，日久不愈，急躁易怒；瘀久化热，扰心乱神，则内热烦闷，或入暮潮热，或心悸失眠，夜寐不安；瘀阻经脉，则头痛；瘀阻气郁，横犯胃府，胃失和降，则干呕呃逆，甚则水入即呛，至于唇、目、舌、脉所见，皆为瘀血明显之象。概括方证病机是瘀血阻于胸中，兼以气机郁滞，血瘀、气滞，经脉不通。治当活血化瘀为主，佐以行气消滞之法。方中以桃仁、红花，川芎、当归、赤芍、生地活血化瘀，养血行血；配以柴胡、枳壳、桔梗、牛膝疏泄肝气，宣化气机，与上药合用，不仅使气血并行，且能宣上、畅中、导下，有彻上彻下之功，可使肝气条达，百脉朝肺，气血升降和调，则瘀血易化，不留后患。故王清任说："血化下行不作劳。"甘草调和诸药，以成其功。

59. 如意金黄散（膏）（《外科正宗》）

【组成】大黄 姜黄 黄柏 白芷各 25g 陈皮 苍术 南星 厚朴各 10g 天花粉 50g

【主治】跌打损伤，痈疽，气血瘀滞，热毒聚结，红肿热痛。

【用法】共为细末，收贮瓷罐密封备用。酒或芝麻油、丝瓜叶汁、生姜汁、醋等调患处，随干随换。

60. 复元活血汤（《医学发明》）

【组成】柴胡 15g 天花粉 10g 当归尾 10g 红花 6g 穿山甲 10g 酒浸大黄 30g 酒浸桃仁 12g

【主治】跌打损伤，瘀血停积肋下，胸肋胀痛难忍者。

【用法】每日 1 剂，水煎分 2 次服。若第一次服后大便通利，痛减者，即停服；若服后 6 小时，仍未泻下者，再服第二次，以利为度。

【按语】本方证因跌打损伤，瘀血滞留胁肋，气机阻滞所致。胁肋为肝经循行之处，跌打损伤，瘀血停留，气机阻滞，故胁肋瘀肿疼痛，甚至痛不可忍。治当活血祛瘀，兼以疏肝行气通络。方中重用酒制大黄，荡涤凝瘀败血，导瘀下行，推陈致新；柴胡疏肝行气，并可引诸药入肝经。两药合用，一升一降，以攻散胁下之瘀滞，共为君药。桃仁、红花活血祛瘀，消肿止痛；穿山甲破瘀通络，消肿散结，共为臣药。当归补血活血；天花粉"续绝伤"，"消仆损瘀血"，既能入血分助诸药而消瘀散结，又可清热润燥，共为佐药。大黄、桃仁酒制，及原方加酒煎服，乃增强活血通络之意。

61. 金匮肾气汤（《金匮要略》）

【组成】熟地25g　山药12g　山萸肉12g　茯苓10g　牡丹皮10g　泽泻10g　附子10g　肉桂3g

【主治】损伤日久，或骨病行手术、化疗、放疗后，腰酸肢冷畏寒者，肾阳亏损者。

【用法】水煎服，或做蜜丸。每次10g，每日2~3次。

62. 泽兰汤（《疡医大全》）

【组成】泽兰　当归　丹皮各9g　赤芍　青木香　桃仁各6g　红花3g

【主治】跌打损伤，瘀血停积。

【用法】每日1剂，水煎服。孕妇慎用。

63. 桃仁承气汤（《伤寒论》）

【组成】 桃仁 12g　芒硝 6g　大黄 12g　桂枝 6g　炙甘草 6g

【主治】 跌打损伤，腹满胀痛，大便不通者。

【用法】 水煎滤渣后，下芒硝微沸后，空腹温服。

【按语】 桃仁承气汤为《通俗伤寒论》方，治下焦瘀热蓄血，症见其人如狂，谵语，小腹窜痛，腰痛如折。胸腰椎压缩性骨折并发腹胀、便秘是由于骨折部位出血，局部形成后腹膜血肿，刺激周围交感神经纤维，使胃肠蠕动减慢而致。《素问·缪刺论》论述："人有所坠堕，恶血留内，腹中满胀，不得前后，先饮利药。"腰椎间盘突出症，采用腰麻下牵引，复位手法，易出现肠麻痹。笔者的体会是早期介入，使用行气通腑剂效果更佳，不仅能减轻损伤局部的肿胀疼痛，而且能使脏腑调和。腹胀、便秘消除，达到早期功能锻炼目的，对于缩短疗效起到一定的作用。本方不仅仅局限于上述两病证的使用，还可广泛应用于伤骨科病症中出现的腹胀、便秘诸症。但需要指出的是，本方为攻逐血瘀之剂，不能长期使用，便通即止。

64. 木香顺气汤（《卫生宝鉴》）

【组成】 木香 10g　青皮 6g　陈皮 6g　苍术 10g　厚朴 10g
益智仁 6g　泽泻 6g　当归 10g　茯苓 6g　半夏 6g　党参 10g　柴
胡 6g　吴茱萸 6g　草豆蔻 5g　升麻 3g　干姜 3g

【主治】 跌打损伤，胸腹胀闷，两肋疼痛。

【用法】水煎服。

【按语】跌打损伤早期，筋骨损伤，肿胀疼痛，血溢脉外，瘀血内停，气滞血瘀，气血运行不畅，形成血肿刺激周围自主神经，使胃肠蠕动减慢而致腹胀，严重影响了患者的饮食、服药及早期进行功能锻炼。针对腹胀、气血失和、腑气痞塞的病机，《正体类要》序中曰："肢体损于外，则气血伤于内，营卫有所不贯，脏腑由之不和。"《素问·缪刺论》曰"人有所堕坠，恶血留内，腹中胀满，不得前后，先饮利药。"因此，治疗以调中宣滞，行气止痛，泻下通腑，疏肝醒脾，燥湿温阳，升阳泄阴。以木香顺气汤加减分型治疗跌打损伤后腹胀及原发病有标本兼治的双重效应。该方攻下作用颇强，3剂即止，不可多服，免伤正气。该方加减分型治疗跌打损伤后腹胀，对加强胃肠蠕动，促进气体排出及排便，消除症状有显著的效果而无毒副作用。临床上对患者能正常进食，服药及早期进行功能锻炼都有积极的促进作用，且花费低廉，效果显著。

65. 定痛散（《伤科汇纂》）

【组成】当归 川芎 白芍药 升麻 防风 官桂各3g 山柰9g 紫丁香根 红花各15g 麝香0.9g

【主治】跌打仆伤。

【用法】为细末，老葱汁调和，敷患处。

66. 栀龙消肿膏（安义贤经验方）

【组成】黄栀子 2 份　泽兰 2 份　白芷 2 份　地龙 1 份　姜黄 1 份　冰片少许

【主治】活血消瘀，消肿止痛。适用一切跌打损伤引起的软组织肿胀疼痛，功能受限者；骨折早期，局部瘀肿，甚则出现张力性水疱者（有张力性水疱或皮肤擦伤者必须用蜂蜜调）。

【用法】以上诸药及冰片分别研细粉，分装封存。用时先将熟猪油或凡士林或蜂蜜加热，放入诸药粉，调成糊状，掺少许冰片粉调匀。摊于纱布上，敷患处，布绷带包扎。若有骨折，外加夹板或石膏固定。2~3 日换药 1 次。

67. 定痛活血汤（《伤科补要》）

【组成】桃仁　红花　乳香　没药　当归　秦艽　川断　蒲黄　五灵脂

【主治】各部损伤，瘀血疼痛。

【用法】水、酒各半，煎服。

【按语】定痛活血汤方中桃仁善泄血分，祛瘀力强，属破血药；红花辛散温通，为活血祛瘀、通经止痛之要药，二者合用，活血祛瘀力强，切中瘀血阻络之关键病机。当归补血活血、调经止痛，合蒲黄、五灵脂等以加强活血化瘀之功。诸药合用，共奏活血通络、祛瘀止痛之功，祛瘀又补血，活血而不伤血，标本兼顾，使瘀化络通，而疼痛自止。

68. 活血膏（《陈修园医书四十八种》）

【组成】白陶土 200 份　黄柏 10 份　栀子 10 份　樟脑 1 份　薄荷 1 份　蜜糖适量

【主治】跌打损伤，瘀血作痛。

【用法】共为细末，水蜜各半调制成膏。外敷。

69. 和伤活血汤（《伤科补要》）

【组成】穿山甲（炒研末）　归尾　红花　苏木　生地　威灵仙　五加皮各 6g　川芎　乳香　没药　天花粉各 1.5g　甘草 0.9g　血竭 0.6g　桃仁 9 粒　大黄 1.5g

【主治】各种损伤，瘀血，腹胀内壅，青紫疼痛及打仆伤损气闭昏闷欲死者。

【用法】用水、酒各一碗煎，临服加童便一杯，服后泻出瘀血有效，后服活血丹调理，若打仆气闭已死，先用通关散吹鼻中，有嚏后服此药。

70. 夺命回阳方（《验方新编》）

【组成】当归　泽泻各 15g　桃仁　苏木　丹皮　川芎　红花各 9g

【主治】跌打损伤。

【用法】水、酒各半煎服，若口闭者，开灌之即甦，如现各经症，加引经药。

71. 海金沙散（《验方新编》）

【组成】海金沙6g　大黄（生）　乳香（研）　没药（研）各3g　血竭0.3g

【主治】打仆内损疼痛。

【用法】上各研，罗为散和匀，每服6g，乳香温酒调下，不拘时候。

72. 乳香没药散（《医方大成》）

【组成】乳香　没药　当归　砂仁　枳壳（用米炒）　甘草各等份

【主治】打仆磕损。

【用法】每服用白水盏半煎三四沸，用酒90g，童便少许服，在上食后服，在下空心服。

73. 杖伤卫心丹（《验方新编》）

【组成】大黄　红花　丹皮　木耳各9g　当归　生地各30g桃仁30粒　白芥子9g

【主治】杖伤。

【用法】水煎内服，一服散血，外用杖伤卫心膏敷贴。

74. 活血止痛散（《伤科汇纂》）

【组成】当归　白芷　木瓜　穿山甲各6g　羌活　独活　草

乌（制）各 4.5g　川芎　肉桂　小茴香　甘草各 3g　麝香 0.3g

【主治】跌打损伤。

【用法】共为细末，姜、酒调，作 1 次服。

75. 补损丹（《伤科汇纂》）

【组成】当归　川芎　赤芍　白芍　生地　牛膝　续断（炭）　杜仲　白芷　骨碎补　五加皮　独活　羌活　防风　南星（制）各 45g　乳香（制）　没药（制）　木香　大茴香各 15g

【主治】诸般伤损肿痛。

【用法】共为细末，酒调服。

76. 定痛当归散（《伤科汇纂》）

【组成】当归　川芎　赤芍　白芍　白芷　熟地　羌活　独活　牛膝　续断　杜仲各 6g　川乌（炮）　乳香　没药　肉桂各 30g　木香　大茴香　丁香各 15g

【主治】诸损肿痛。

【用法】共为细末，好酒调服，量病轻重用药多寡。

77. 消肿止痛膏（宋贵杰经验方）

【组成】紫荆皮　孩儿茶　炒大黄　无名异　大丹参　蒲公英　木头灰（朽木灰更好）各等份

【主治】功能清热解毒，活血化瘀，消肿止痛，主治关节、韧带、肌腱损伤所致的局部肿胀疼痛。

【用法】上药共研，磨成细粉，以蜂蜜 3 份，药粉 1 份调成软膏，装搪瓷缸或坛罐备用。

视患者伤部范围大小，取适量药膏，均匀地摊于三层麻纸上，敷于患部，然后以绷带绑扎，胶布粘好。三天换药 1 次，一般 3~6 次即可。

【按语】消肿止痛膏是治疗"伤筋"，即软组织损伤最常用的外敷药膏。临床观察，证明该方具有良好的活血化瘀、消肿止痛的效果，如方中的无名异味甘咸、性寒，甘补血、咸入血，寒能清血热，故有化瘀消肿、止痛生肌的作用。孩儿茶味苦涩、性微寒，苦涩收敛，寒除瘀血作热，所以孩儿茶具有清热消炎、止血散瘀的效果。而大黄、紫荆皮、丹参也有清热活血、消肿止痛的作用。木头灰功同京墨而价格便宜易取，清热败毒、凉血止血效果最优，方中以蜂蜜为基质，更增强了软坚化滞、除湿润燥的效能。

就骨伤科而言，肢体一旦外伤，局部即有血肿形成。血肿的大小与受伤的形成、部位都有一定的关系，而与受伤局部血容量的改变、血液流量及其动力异常更是有着密切的关系。伤后一般 1~2 日肿痛明显，这实际属于第一个血容量增加的高峰。其肿胀疼痛是由于肢体局部出血，渗液积聚，流动不畅引起的，即中医所说的"离经之血瘀滞肌腠、脉道阻塞"的意思。随着时间的推移，局部血肿逐渐吸收，充血逐渐减退，紧接着又出现软组织间血容量的第二个高峰。这第二个高峰的出现正是由于运用了活血化瘀药物的治疗，受伤局部的周围组织间有大量的新生血管增殖，促使血管床增大，引起血容量升高的结果，而通过这种增殖的新生血管的作用，就可以促使局部血肿逐渐吸收和机化。由于消肿止痛膏基本上能改善受伤局部组织两个血容量的变化，所以对软组织损伤有良好的治疗作用。

78. 内伤药（《验方新编》）

【组成】土鳖虫 40 ~ 50 个　骨碎补 250g　乳香 9g　当归（酒）9g　大黄（炙）9g　自然铜（煅）　血竭　硼砂　朱砂各 9g

【主治】跌打损伤而未破皮出血者。

【用法】共为细末，重者每服 3.5g，轻者每服 0.3g，陈酒送下。

79. 乳香散（《世医得效方》）

【组成】白术（炒）　当归各 9g　乳香（炭）　没药（炭另研）　白芷（炒）各 6g　甘草　趾桂各 3g

【主治】打仆伤损，痛不可忍者。

【用法】共末，每服 6g，不拘时，酒调下，或开水送服。

80. 和血定痛丸（《伤科汇纂》）

【组成】百草霜　白芍各 30g　赤小豆 48g　川乌（炮）　南星（炮）各 9g　当归　白蔹　白及　碎补各 24g　牛膝 18g

【主治】跌仆坠堕，筋骨疼痛，或瘀血青肿，或风寒肢体疼痛。

【用法】上各另为末，酒糊丸，桐子大，每服 30 粒，盐汤温酒下。孕妇禁忌。

81. 定痛没药散（《御医宝方》）

【组成】苍术（刮去黑皮，炒黑色）　桂（去粗皮）　熟地（焙）　没药　甘草（炙微赤）　蒲黄各 30g

【主治】一切打仆伤损，筋骨疼痛。

【用法】上为细末，每服 6g，温酒 1 盏调下，不拘时候，日 2 服。

82. 六神丸（《杨氏家藏方》）

【组成】当归（洗焙）　没药（研）　水蛭（炮焦）　附子（炮）　川乌头（炒，去脐）各 30g　草乌（去皮）2 枚

【主治】打仆闪肭，坠车落马，伤折筋骨，瘀血不出，腹胀气满，不得安卧。

【用法】上并为末，酒煮面糊为丸，如梧桐子大，每服 30 丸，加至 50 丸，温酒盐汤下。如伤筋动骨，酒熬膏子，调药摊在敷料上贴之。

83. 芸苔子散（《太平圣惠方》）

【组成】芸苔子 53g　大黄（微炒）15g　没药 3g　蒲黄 3g

轻粉3g　水蛭（炒令微黄）7枚　生地黄汁9合　生姜1合　酒2合

【主治】压榨损伤筋骨或坠堕内损，瘀血攻心，腹胀满闷乱。

【用法】除汁药外，捣细罗为散，研入腻粉令匀，先将地黄、生姜等汁及酒同煎2~3沸，调散药6g，空心服之，当转下恶血，疼痛立定。

84. 法炼红花散（《太平圣惠方》）

【组成】红兰花330g

【主治】从高处坠下所伤，心腹瘀血，兼治产妇诸疾。

【用法】以好醋二升浸二宿出火焙令干可，入醋内又焙令干，以醋尽为度。捣罗为末，每服用童子热小便调9g，日3服。

85. 乳香神应散（《卫生宝鉴》）

【组成】桑白皮　乳香（制）　没药（制）　雄黑豆　独科栗子　栗子黄各30g　补骨脂（炒）　当归各90g　水蛭（炒）15g

【主治】从高处坠下，疼痛不可忍，以及腹中疼痛或跌仆后胁下痛。

【用法】共为末，每服15g，醋一盏，煎至6分，入麝香少许，温服。

86. 麝香散（《肘后备急方》）

【组成】麝香　水蛭各 30g

【主治】从高处坠下，打仆伤损。

【用法】将水蛭炒烟出，研为末，入麝香再研匀，每服酒调 3g，当下瘀血，未效再服，又治折伤，用水蛭热酒调下 3g，须知，痛更进一服，痛止，便将接骨药封，直至平安方去。

87. 大活血汤（《伤科验方》）

【组成】归尾　赤芍各 9g　川芎　泽兰　丹参　路路通各 6g 生地 12g　紫草 3g　苏木 3g

【主治】跌打损伤。

【用法】水煎服。

88. 和血壮筋汤（李国衡经验方）

【组成】生地 12g　党参 12g　楮实子 9g　白芍 9g　何首乌 12g　五加皮 9g　当归 9g　川断 9g　川牛膝 9g　千年健 15g

【主治】活血养血、健脾壮筋。用于各种损伤后期，下肢肌肉萎缩，关节不利，酸楚无力，步履困难等症。

【按语】本方根据常用理血方剂"四物汤"加减而成，既有补血又有活血的作用，由于用以治疗下肢故去川芎。又从脾主肉、脾主四肢的理论指导，方中加用党参以健脾益气，加强和血，有利于肌力的恢复，首乌滋补肝肾可治腰膝痿软。川断、楮实子、五加皮、千年健等具有坚筋强骨的作用，对于腰膝疼痛、下肢痿弱有较佳的功效。牛膝引药下行，同时亦可强筋壮骨。

本方为临床上常用的经验方剂，下肢严重创伤或其他部位损伤，由于长期固定或长期卧床休息，未能及时进行适当的导引锻炼，以致肌肉萎缩，关节粘连，发生酸痛痿弱无力，行动不利。或者中年以上，下肢关节发生退行性病变，肌肉萎缩，以及其他不明原因的肌肉痿弱无力等症，服用此方均有一定的效果。

89. 血竭散 (《太平圣惠方》)

【组成】血竭 30g　败蒲 4.5g（烧灰）　丹皮 30g　蒲黄 30g　当归 30g（微炒）　桂心 30g　川芎 30g　赤芍 30g　没药 30g　骨碎补 30g

【主治】伤折内损，瘀血不散。

【用法】捣细罗为散，每服以温酒调下 6g，日三服。

90. 没药散 (《世医得效方》)

【组成】没药　乳香　芍药　川椒（去子皮合口者）　川芎　当归　自然铜（制）各 7.5g

【主治】打仆内损，筋骨疼痛，以及一切伤折，驴马坠伤。

【用法】上为末，黄蜡 60g 熔开，入药末不住手搅匀，丸如弹子大，每服 1 丸，用好酒剪开，趁热服之，随痛处卧霎时，连进有效。

91. 令内消方（《太平圣惠方》）

【组成】生银30g（捣碎细研）   雄黄0.3g（细研）   婆娑石10.3g（细研）

【主治】伤损，内有瘀血不散疼痛。

【用法】都研令细，不计时候，以温酒调下1.5g。

92. 活血润燥丸（《正体类要》）

【组成】大黄 归尾 羌活各15g 桃仁（去皮尖）   麻仁各30g 皂角 秦艽 防风各15g

【主治】跌仆等症，或脾胃伏火，大肠干燥，或风热血结等症。

【用法】共为细末，桐子大，猪胆汁丸，尤妙。每次服6~9g，空心开水送服。凡怯弱人，先用猪胆导之，不通，宜补气血。

93. 逐瘀至神丹（《石室秘录》）

【组成】当归15g 大黄6g 生地9g 赤芍9g 桃仁 龟板 红花 丹皮各3g

【主治】跌仆断伤。

【用法】共研末，水、酒各半煎服。

94. 当归散（《卫生家宝方》）

【组成】川芎　当归各60g　没药（别研）　乳香（别研）
苏木各30g

【主治】跌打损伤。

【用法】各捣为粗末，酒、水同煎，旋饮尽为度，后食临卧
服，服讫再依方煎，常服如肿血散，即不用苏木，极佳。

95. 败蒲散（《太平圣惠方》）

【组成】败蒲（烧灰）45g　丹皮30g　当归（微炒）30g
陈皮（汤浸去白瓤焙）15g　赤芍30g　豉心1盒　蒲黄15g　生
地30g　芒硝30g　桃仁（汤浸去皮尖麸炒微黄）30g

【主治】伤折内损，瘀血不散。

【用法】捣粗罗为散，每服12g，以水一中盏，煎至6分，去
渣，不计时温服。

96. 桃仁地黄酒（《圣济总录》）

【组成】生地汁　酒适量　桃仁（去皮尖别研）30g

【主治】倒仆蹴损筋脉。

【用法】上将地黄汁、酒煮沸，下桃仁再煎数沸，每服1盏，
温服，不拘时候。

97. 活血散（《圣济总录》）

【组成】蝙蝠（炙干）1 枚　当归（焙）　骨碎补　桂（去粗皮）　补骨脂（微炒）各 15g　大黄（炒）10g

【主治】伤损瘀血，在内攻心，刺痛。

【用法】上为末，每服 9g，空心温酒调下，薄荷汤下亦可。

98. 少林寺秘传内外损伤主方（《救伤秘方》）

【组成】归尾　川芎　生地　续断各 6g　苏木　乳香（去油）　没药（去油）　木通　乌药　泽兰各 3g　桃仁（去皮尖）14 粒　甘草 2.5g　木香 2g　生姜 3 片

【主治】全身各处内外损伤，以肿痛为主要见症者。

【用法】水煎，加童便、老酒各 1 杯冲服。按症加减。

99. 正骨七吊散（许书亮经验方）

【组成】白芥子 300g　五加皮 350g　生大黄 300g　自然铜 300g　香白芷 300g　楠香末 300g　栀子 200g　姜黄末 200g　煅乳香 150g　没药 150g

【主治】筋伤，骨折早期。

【用法】诸药依法共研为细末，烘干备用。按伤患处范围大小，酌情用药。使用时以冷茶叶水加金霉素眼膏半支，共搅拌成浓糊状，涂抹伤患处，后用不易吸水之纸或塑料薄膜包盖，再用绷带包扎。若治疗陈旧性挫伤则加入少量白酒搅拌。一天换药一次。

【按语】本方系外用药，专治软组织挫伤及伤筋，骨折早期。全方具有活血祛瘀、消肿止痛之功。

100. 苏气汤（《伤科汇纂》）

【组成】乳香3g　没药3g　大黄3g　苏叶9g　山羊血1.5g　荆芥9g　牡丹皮9g　当归15g　白芍15g　羊踯躅15g　桃仁15粒

【主治】从高处坠下，昏厥不苏。

【用法】水煎服。方中羊踯躅毒性峻烈，当视患者身体强弱，适当减量。

【按语】从高坠下，或因打斗，心中惊悸，气血逆乱，上壅心君，心窍闭阻，昏厥不苏，此属气闭昏厥。治当苏气活血之法。方中乳香、没药祛瘀止痛；大黄、桃仁、丹皮、当归、白芍、山羊血通络活血；配以羊踯躅、苏叶、荆芥行气散结，与上药配伍，"则血易散而气易开。倘徒攻瘀血，则气闭不宣，究何盖乎。用苏气汤，一剂气疏，三剂血活痊愈"（《伤科汇纂》）。

101. 定痛散（膏）（《疡医准绳》）

【组成】芙蓉叶4份　紫荆皮1份　独活1份　生南星1份　白芷1份

【主治】跌打损伤肿痛，疮疡初期肿痛。

【用法】共研细末。用姜汁、水、酒调煮热敷；可用凡士林调煮成软膏外敷。

102. 独活寄生丸 (《备急千金要方》)

【组成】独活90g 桑寄生 杜仲 牛膝 细辛 秦艽 茯苓 桂心 防风 川芎 人参 甘草 当归 芍药 干地黄各60g

【主治】肝肾两亏,气血不足,感受风寒湿邪,腰膝冷痛,膝关节屈伸不利,或麻痹不仁,畏寒喜温。临床主要用于风湿性关节炎、类风湿关节炎、骨性关节炎、坐骨神经痛、骨质增生性腰腿疼痛、腰肌劳损、肩周炎、颞颌关节功能紊乱综合征、小儿麻痹等属于肝肾两亏,气血不足的风寒湿痹痛者。

【用法】蜜丸,每丸9g。口服,每次1丸,每日2次。温开水加黄酒少许空腹冲服,7岁以上小孩服成人半量,孕妇慎用。

103. 紫荆皮散 (《证治准绳》)

【组成】紫荆皮 南星 半夏 黄柏 草乌 川乌 当归 乌药 补骨脂 白芷 刘寄奴 牛膝 桑白皮各等份

【主治】跌打损伤,伤处浮肿,以及一切肿痛未破者。

【用法】共研细末,饴糖调敷。

104. 膈下逐瘀汤 (《医林改错》)

【组成】当归9g 川芎6g 赤芍9g 桃仁9g 红花6g 枳壳5g 牡丹皮9g 香附9g 延胡索12g 乌药9g 五灵脂9g

甘草 5g

【主治】腹部损伤，蓄瘀疼痛。

【用法】水煎服。

105. 立定散（《伤科汇纂》）

【组成】白牵牛（头末半生熟）　当归　肉桂　延胡索　杜仲（炒）　茴香（炒）各 6g　木香 1.5g

【主治】扭伤筋骨或肌肉、气滞腰痛。

【用法】共研末，空心酒下 6g。

106. 桂枝治伤汤（《伤科补要》）

【组成】桂枝　枳壳　陈皮　当归　防风　延胡索　香附　独活　赤芍各 12g　生地 10g

【主治】手臂筋骨损伤。

【用法】加童便煎服。临证常加川芎、片姜黄。

107. 保命丹（《伤科补要》）

【组成】巴豆霜（去油）3g　黑丑 3g　大黄 3g　血竭 1.5g　朱砂 3g　麝香 0.6g

【主治】跌打损伤。

【用法】共为末，酒浆为丸绿豆大，金汤为衣。壮人服 1.5g，虚人服 0.9g，小儿 0.6g，俱陈酒送下。

108. 救死活命丹（《救伤秘旨》）

【组成】自然铜 6g（煅） 孩儿齿 1 个（煅） 鸡子 1 个 朱砂 1.5g 壁泥 1 块 桑木 1 寸 金水 1 碗

【主治】损伤重症。

【用法】用针 7 支，刺鸡子肉，加古屋朝东壁泥 1 块，桑木 1 寸，金水（不拘多少）1 碗，同鸡子放锅内，煮熟，去白用黄，共药 4 味，研细为丸，每时每服 0.03g，不可多用。

109. 五龙丹（《验方新编》）

【组成】木耳灰 毛竹节 地龙肉 桑寄生 龙胆 香丝藤皮 麻根各等份

【主治】跌打损伤，昏不醒。

【用法】为末，酒冲服。

110. 热敷散（孙绍良经验方）

【组成】刘寄奴 12g 独活 12g 秦艽 12g 川乌 9g 草乌 9g 艾叶 21g 天花粉 9g 透骨草 12g 红花 9g 桂枝 10g 麻黄 9g 干姜 9g 伸筋草 12g 桑枝 30g 木瓜 30g 牛膝 15g 狼毒 9g 五加皮 12g 硫黄 6g 轻粉 6g 黄丹 6g 地骨皮 12g 大皂角 60g 料江石 4 个（煅） 白鲜皮 12g

【功用】活血散瘀，消肿止痛，祛风散寒，舒筋活络。主治风湿性关节炎、腰腿痛、扭伤等。

【用法】共为粗末，500g 一袋。每袋药用时加葱 4 根，醋 250mL，分装两布袋，缝其口蒸 1 小时，再用一温水毛巾，扭干双层放于患部，上放一个蒸后药袋敷之，每 15～30 分钟与蒸锅内药袋交换，共敷 1.5～2 小时停。每日 1 次，4 天后如前法另换新药再敷，8 次为 1 疗程。

111. 大宝红药方（《验方新编》）

【组成】琥珀　血竭各 12g　金粉 3g　朱砂 15g

【主治】跌打损伤重症。

【用法】共为末，每服 0.3g。

112. 五虎红药神仙丹（《验方新编》）

【组成】猴骨（用替代品）　儿胎（妊包煅）　鹿胎（用替代品）　血竭　琥珀各 15g　人参 3g　自然铜 9g

【主治】跌打损伤。

【用法】共为末，损伤十分，服药八分。

113. 接骨丹（《卫生家宝方》）

【组成】自然铜（生用别研）　川楝子（研）　黑牵牛（炒）川乌头（生用）各等份

【主治】筋骨损伤。

【用法】上为末，酒和丸，如梧桐子大，每服 5～7 丸，伤损在上食后服，伤损在下食前服，日进 2 服。

114. 补损接骨仙丹（《伤科汇纂》）

【组成】当归　川芎　白芍（炒）　熟地　补骨脂　五灵脂　木香　地骨皮　防风各15g　血竭　乳香各3g

【主治】跌打仆坠，骨碎筋断，肉破疼痛不忍。

【用法】共剉一处，用合欢树根皮15g，同入大酒壶内，加热酒同煎，取出温服。

115. 接骨如神丹（《杂病源流犀烛》）

【组成】自然铜（制）6g　骨碎补（去毛）21g　乳香　没药（制）各15g　古文钱（煅）9g　半夏（每一个半夏配一个土鳖虫，同捣烂炒黄）30g

【主治】一切仆打损伤，骨碎筋断而痛者。

【用法】共末，每服0.9g，用导滞散（大黄、当归、麝香）6g，加热酒调下，药到患处，其痛即止。

116. 接骨神效方（《验方新编》）

【组成】当归　五加皮　乳香　苏木各9g　自然铜0.9g

【主治】筋骨伤损。

【用法】共末瓷瓶内贮，醇酒3斤浸泡，饮3~4次，其骨自合。不必吃完，恐生多骨。

117. 神效接骨丹（《卫生家宝方》）

【组成】乳香　没药　南白胶　密陀僧　自然铜（醋淬）
白芷　红豆　大豆　赤芍　当归　水蛭　瓜子仁各等份

【主治】打仆损伤，伤筋断骨，以及寒湿脚气腿痛。

【用法】上为细末，黄蜡为丸，如弹子大，每服 1 粒，用黄
米酒 1 盏煎开和渣温服。年少者只一服，老者加减服，病在上部
饭后服，病在下部饭前服。

118. 定痛丸（《宣明论》）

【组成】乳香 3g　萹蓄根（白皮干）　　川椒　当归　没药
赤芍　川芎　自然铜各 30g

【主治】打仆损伤，筋骨疼痛，如骨损者，先正骨固定后，
用好酒服麻黄 9g，然后服此药，效果明显。

【用法】上为末，溶蜡为丸弹子大，细嚼酒下 1 丸，骨碎者
先用竹夹固定，三五日不动，小可另服。

119. 琥珀丸（《太平圣惠方》）

【组成】琥珀 30g　鳖甲（涂酥炙令黄去裙）　　牛膝（去苗）
白芍　白蒺藜（微炒）　　菴䕡子　鹿茸（去毛涂酥炙微黄）
大黄（微炒）各 9g　当归（炒）30g　黄芪 30g　附子（去脐
皮）9g　桂心 9g

【主治】跌损伤损。

【用法】上为末，炼蜜丸，如梧桐子大，不计时，以温酒服下30粒。

120. 栀乳散（孙绍良经验方）

【组成】栀子　乳香　大黄等量研为细末

【主治】清热解毒，活血化瘀，消肿止痛。用于急慢性扭挫伤及无破口的红肿痛热之症。

【用法】用温开水调药末外敷于伤部，每日1次。

121. 一字散（《三因方》）

【组成】五灵脂（别研）　川乌头（去皮脐生用）　没药（别研）　草乌头（去皮脐生用）各120g　地龙　乳香（别研）各15g　麝香（别研）5g　朱砂（别研）9g　白胶香30g（后四味加减些不妨）

【主治】一切跌打伤损，筋伤骨折。

【用法】上为细末，每服一字，温酒调下。丸如梧桐子大，服时或多或少亦可。若腰以上损饭后服，腰以下损饭前服。感觉麻即有效，未麻加剂量，麻时即止。

122. 槐子煎（《圣济总录》）

【组成】槐子（炒为末用酒浸一宿）　桂（去粗皮）　秦艽白术（炒）　续断　附子（炮去皮脐）各30g

【主治】倒仆，诸筋蹙损。

【用法】上除槐子外，捣为粗末，将槐子酒先煎，次入猪肝250g，再煎沸，入药末，再煎热，去渣，瓷盒盛，每服1匙，温酒调服，不拘时候。

123. 桂芎汤 (《太平圣惠方》)

【组成】桂（去粗皮） 川芎 荷叶蒂（烧灰或用荷叶）庵闾子 大黄（炒） 芒硝（另研）各30g

【主治】损伤瘀血不行，积在心腹。

【用法】共粗捣筛，每服9g，水煎八分，去渣温服，空心、日午、临卧各一服。

124. 当归须散 (《医学入门》)

【组成】归尾4.5g 香附3g 桃仁2.1g 甘草1.5g 芍药3g 红花2.4g 苏木3g 官桂1.8g

【主治】打仆损伤。

【用法】水、酒各半煎服。

125. 活血和气汤 (《伤科汇纂》)

【组成】川芎5g 桃仁（去皮尖研）7粒 青皮6g 炙甘草 白芍 滑石各3g 丹皮5g

【主治】跌仆伤瘀血入内。

【用法】水煎服。

126. 圣金散（《伤科补要》）

【组成】降香　土鳖虫各 15g　当归 30g

【主治】跌打损伤。

【用法】为末酒送服。

127. 立效散（《验方新编》）

【组成】杜仲 6g　降香 3g　甘草 3g　血竭 9g　三七 4.5g 当归 6g　通草 3g　桃仁 6g　穿山甲 6g　没药 6g　白芷 4.5g　牛膝 4.5g　大黄（制）7.5g　青皮 3g　骨碎补 6g　乳香 6g　紫苏子 3g　红花 4.5g　土鳖虫 6g　石南枝头 9g

【主治】跌打损伤，骨碎筋断。

【用法】共为末，煎汤童便一盅，老酒一盅，温服，今改为末子药，如遇病不重者，每服 15g，加童便一杯，老酒一杯送下。重者仍照方煎服三服。

128. 跌打活血丹（《验方新编》）

【组成】泽兰　当归各 15g　红花 3g　丹皮 9g　桃仁 10 粒 赤芍 4.5g　青木香 4.5g

【主治】跌打伤。

【用法】水酒煎 3 服，大便不通加大黄。

129. 行气香苏散 (《验方新编》)

【组成】香附 18g（酒煮）　紫苏 12g　乌药　陈皮　川芎
当归　乳香　没药各 9g　苍术　枳壳（面炒）　甘草各 6g

【主治】跌打损伤，闪挫腰腹手足及一切郁结滞气俱可。

【用法】水煎服。

【按语】伤在手加白芷；在腰加杜仲；在足加怀膝；恶寒加
羌活、龟板；大小便不通加怀通、大黄；恶血冲心加苏木、桃
仁，或加黑姜。

130. 跌打损伤垂危方 (《验方新编》)

【组成】陈皮　厚朴　桃仁各 3g　红花 7.5g　苏木 9g　蒲黄
6g　归尾 6g　赤芍 3g　大黄 18g

【主治】跌打损伤垂危之证。

【用法】水酒各半煎服，欲吐将生姜嚼之，牙关不开生姜
擦之。

131. 小柴胡汤 (《伤科补要》)

【组成】柴胡 15g　半夏（制）9g　甘草 3g　黄芩 12g　生姜
（切）9g　大枣 4 枚

【主治】一切仆损，或从高坠下，血积肋下等症，因肝胆经
火乘作痛、出血、自汗、寒热往来，日晡发热，或潮热身热，咳
嗽发热，肋下作痛等症。

【用法】水煎服。

132. 柴胡疏肝汤（《景岳全书》）

【组成】柴胡9g　白芍（炙）24g　枳壳9g　甘草（炙）16g
香附12g　川芎6g　陈皮9g

【主治】跌打损伤所引起的胸胁内伤，肝气郁结，胸肋胁痛，或清晨起床腰痛者。

【用法】水煎服。临床常加木香、延胡索等药。

【按语】跌仆损伤，气机郁滞，则胸胁腰腹胀痛；或气机内郁，正邪相争，则寒热往来。病在肝经，伤及气分。治以疏肝行气之法。方中柴胡疏泄郁热；香附疏肝理气；陈皮、枳壳助香附疏畅气机；川芎行气活血；芍药、甘草缓急止痛。诸药合用，共奏疏肝行气止痛之功，正合诸伤必归肝经之说。

133. 小活络丹（《太平惠民和剂局方》）

【组成】制南星3份　制川乌3份　制草乌3份　地龙3份
乳香1份　没药1份　蜜糖适量

【主治】跌打损伤，淤阻经络，风寒湿侵袭经络作痛，肢体不能伸屈及麻木，日久不愈等症。

【用法】共为细末，炼蜜为丸，每丸重3g，每次服1~2次。

134. 内伤药（《伤科秘方》）

【组成】积雪草2500g　血竭500g　大黄（熟）1000g　香附

（炒）2000g　兔儿伞（蒸用）2500g　乳香（制）2500g　没药2500g　广木香1500g　红花1200g　茯苓2500g　陈皮2000g　半夏1000g　泽兰1000g　苏木（煨）2000g　川楝子（炒黄）1500g　骨碎补1000g　佛手花1000g　沉香200g　降香1500g　甘草1500g　茯神2500g　自然铜（醋炙）1000g　大茴香50g　三七2500g　川芎（煨）1000g

【主治】跌打损伤，内伤并气积血，胸胁脘作痛。

【用法】共研细末，每服1～1.5g，用蜂蜜2.5g与粉药和，再用开水冲化服，早晚空心服，儿童减半。

135. 腰龙汤（许书亮经验方）

【组成】穿山龙10g　入骨丹8g　煅龙骨10g　川续断15g　牛入石10g　败龟板10g　桑寄生10g　全当归6g　王不留行10g　熟地黄10g　骨碎补10g　川杜仲10g

【主治】腰肌劳损等。

【用法】加水500ml，浓煎成15ml。每天1剂，早晚两次煎服，5天为1疗程。

【按语】本方专治腰肌劳损，亦治腰部陈伤及风湿。以补为主，以攻为辅，全方具有补肾壮腰、通经活络、祛风胜湿、舒筋活血之功。治腰部陈伤则去入骨丹，加无名异15g；若治风湿为主则去龙骨、牛入石，加防风8g；治慢性腰肌劳损，药后数剂症见日趋转愈，则原方去穿山甲、入骨丹、牛入石，续服几剂以为养后。

136. 地龙散 (《医宗金鉴》)

【组成】地龙　官桂　苏木各3g　麻黄2g　黄柏　归尾各7.5g　桃仁9个　甘草10g

【主治】跌打损伤,瘀血留于太阳经引起腰脊疼痛。

【用法】水煎,食前服

【用法】上诸药共为细末,每服8g,温酒调下。

【按语】跌打损伤,腰脊骨折,或腰背扭挫伤,瘀血留于太阳,经脉瘀滞作痛。治当活血祛瘀、通经活络之法。方中地龙通经活络,利水消肿;桃仁、苏木、当归助地龙祛瘀止痛,通经活络;腰为肾之府,瘀留太阳经,故以麻黄温行通络,引药入病所;妙在黄柏一味,苦寒之性与温热之品合方,唯恐瘀血郁而发热,又合麻、桂之辛散,使不致走表,而能入里温通经脉;甘草调和诸药,共奏活血通络之功。

137. 二陈舒肺汤 (《伤科验方》)

【组成】陈皮　茯苓　白芍　马兜铃 (炙)　麦冬　枇杷叶 (炙去毛包) 各9g　半夏　枳壳各6g　甘草3g

【主治】一切跌打损伤,肋部并气,胸膈闷痛。

【用法】水煎服。

138. 再生活血止痛散 (《验方新编》)

【组成】大黄　红花各15g　当归　柴胡各6g　天花粉　穿

山甲各3g　桃仁50粒　甘草2.4g

【主治】跌打损伤，胸胁疼痛。

【用法】水、酒各半煎，空心热服。

139. 和营止痛汤（《伤科补要》）

【组成】赤芍9g　当归尾9g　川芎6g　苏木6g　续断12g
乌药9g　乳香6g　没药6g　木通6g　甘草6g　陈皮6g　桃仁6g

【主治】损伤中期积瘀疼痛。

【用法】水煎服。

【按语】损伤经早期治疗，肿痛渐解，筋骨初接，但瘀血未化，经脉欠通，故肿痛时作。治当活血通络、祛瘀止痛之法。方中当归、川芎、赤芍、桃仁、苏木、乳香、没药活血祛瘀，通经止痛；乌药、陈皮理气消滞；续断接骨续筋；木通通脉消肿；甘草调和诸药。合而用之，可使瘀血消散，气脉畅通，肿痛自除。

140. 消肿活血汤（《简明正骨》）

【组成】苏木9g　红花6g　川羌活9g　丹参15g　灵仙9g
乳香　没药各6g　五加皮15g

【主治】损伤中期。

【用法】水煎洗。

141. 宽筋散（《伤科补要》）

【组成】羌活2份　续断2份　防风2份　白芍2份　桂枝1

份　甘草 1 份　当归 4 份

【主治】损伤后期筋肉拘痛。

【用法】共为末，每服 30g，陈酒送下，每日 3 次。

142. 五加皮汤（《医宗金鉴》）

【组成】当归 10g　没药 10g　五加皮 10g　芒硝 10g　青皮 10g　川椒 10g　香附子 10g　丁香 3g　地骨皮 3g　丹皮 6g　老葱 3g　麝香 0.3g

【主治】伤患后期。

【用法】煎水熏洗。

【按语】跌仆损伤，筋脉瘀滞，则肿痛不舒。治当舒筋活血，祛瘀止痛之法。方中五加皮祛风湿，强筋骨，止痹痛；配以香附、丁香、青皮、川椒、老葱、麝香行气消滞，通络止痛；当归、没药、丹皮活血祛瘀，消肿止痛；更加地骨皮泄热凉血；芒硝泄热散结止痛。合而用之，共奏通络祛瘀、舒筋止痛之功。

（二）杂病

1. 颈眩灵汤（毛书歌经验方）

【组成】半夏 9g　白术 12g　天麻 9g　茯苓 9g　桃仁 12g　红花 9g　川芎 9g　丹参 12g　姜黄 6g　葛根 12g　甘草 6g

【主治】眩晕、恶心、呕吐或体位性猝倒等（椎动脉型颈椎病）。

【用法】水煎内服。

【按语】中医学虽无"椎动脉型颈椎病"的病名，但根据其临床表现和特点当归属于"眩晕""头痛""痹证"等范畴。如《灵枢·口问》曰："故上气不足，脑为之不满，耳为之苦鸣，头为之苦倾，目为之眩。"所描述的症状就类似于椎动脉型颈椎病表现的眩晕、头痛、视物模糊等症状。对于该病的病机及其治疗，历代医家论述颇多，观点纷杂。如《灵枢·海论》曰："脑为髓之海"，"髓海不足，则脑转耳鸣，胫酸眩冒，目无所见，懈怠安卧。"认为本病的发生与髓海不足有关；汉代张仲景则认为，痰饮是眩晕的重要致病因素之一。《金匮要略·痰饮咳嗽病脉证并治》曰："心下有支饮，其人苦冒眩，泽泻汤主之。"此外，张景岳在《景岳全书·杂证谟·眩晕》篇中指出："眩晕一证，虚者居其八九，而兼火兼痰者，不过十中一二耳。"强调了"无虚不能作眩"。毛书歌教授认为：眩晕病机虽颇复杂，但归纳起来，不外"风、火、痰、虚、瘀"几个方面，且由于现代社会人们生产生活方式和饮食习惯的改变，痰瘀互结是目前该病发作的主要证型。颈眩灵汤是在《医学心悟》半夏白术天麻汤基础上加减变化而成。《丹溪心法》曰："无痰不作眩"，痰浊上泛可致眩晕头痛。方中半夏味辛性温，燥湿化痰，降逆止呕，意在治痰。《素问·至真要大论》云："诸风掉眩，皆属于肝"，肝风引动痰浊上扰清窍，则眩晕更易发作。天麻性味甘平，入厥阴肝经，既能平肝息风，又可祛风通络止痛，旨在治风。两者合用，为治风痰眩晕头痛之要药，共为君药。明·杨仁斋提出"瘀滞不行，皆能眩晕"，痰湿易阻滞气机，气机不畅则致经脉瘀阻。用桃仁、红花活血祛瘀，同时寓治风先治血、血行风自灭之意，共为臣药。白术、茯苓健脾祛湿，治生痰之源以助半夏、天麻；川芎、丹参、姜黄助桃仁、红花祛瘀生新，共为佐药。甘草调和诸药，为使药；葛根引药上行于头面，亦为使药。诸药合用，风痰同治，气血同理，共奏化痰止呕、息风通络、祛瘀止痛之效，使痰得以消，风得以息，脉得以通，则诸症自除。

2. 玉真散（杜自明经验方）

【组成】明天珠　羌活　防风　南星　白附子　白芷

【主治】预防破伤风，伤后破溃者。

【用法】共研成末，以50g玉真散加200g基础膏调和而成。基础膏组成：香油、川蜡、白蜡熬成。

3. 驻春胶囊（河南省洛阳正骨医院内部制剂）

【组成】淫羊藿　蛇床子　补骨脂　肉苁蓉　枸杞子　丹参香附　枳壳等

【主治】骨质疏松引起的腰背酸痛、酸沉无力，骨质退化引起的退行性骨关节炎。

【用法】口服，每次5粒，每日2~3次，温开水送服。

【注意事项】孕妇忌用。

4. 化岩胶囊（河南省洛阳正骨医院内部制剂）

【组成】补骨脂　黄芪　薏苡仁　大黄　皂角刺　三棱　莪术　白芍　木瓜　乌药等

【主治】恶性骨肿瘤，如骨肉瘤、骨转移癌等。

【用法】口服，每日 2～3 次，每次 5 粒，温开水送服。

【注意事项】腹泻患者慎用或遵医嘱。

5. 筋肌复生胶囊（河南省洛阳正骨医院内部制剂）

【组成】黄芪　党参　当归　丹参　桃仁　红花等

【主治】筋伤肌痿、肝肾亏虚，提高机体免疫力，促使神经再生，亦用于早、中、晚期周围神经损伤及由此导致的肌肉萎缩。

【用法】口服，每次 5 粒，每日 2～3 次，温开水送服。

【注意事项】孕妇慎用。

6. 活络汤（《世医得效方》）

【组成】白术 30g　当归　独活　羌活　甘草　川芎各 15g

【主治】风湿痹痛，诸药不效者。

【用法】姜水煎，每日 1 帖，分 2 次服。

7. 止血 I 号（丁锷经验方）

【组成】生大黄末　山萸肉　代赭石

【主治】损伤性咯血、支气管扩张大咯血，呕血，鼻出血等。

【用法】山萸肉、代赭石水煎取汁，送服大黄末，1日2次。

【按语】止血迅速，可靠，一般服药1~2次即可获效。

8. 桂枝芍药知母汤（《金匮要略》）

【组成】桂枝　芍药　知母　甘草　麻黄　白术　防风　制附子　生姜

【主治】风寒湿痹，肢节酸痛，肿大，灼热。

【用法】水煎服。

9. 附子汤（《伤寒论》）

【组成】附子15g（炮）　茯苓9g　人参6g　白术12g　芍药9g

【主治】寒湿痹证，身体疼痛，骨节烦痛，肢冷恶寒，脉沉迟。

【用法】水煎服。

10. 防己黄芪汤（《金匮要略》）

【组成】防己12g　黄芪15g　白术12g　甘草5g　生姜5片　大枣3个

【主治】卫气不固，风湿在表，肢体或周身沉困疼痛、麻木之风湿痹证。

【用法】水煎服。

11. 回阳玉龙膏（《外科正宗》）

【组成】草乌　干姜各90g　赤芍　白芷　南星各30g　肉桂15g

【主治】阴疽，寒湿流注，寒痹，鹤膝风等属阴证者。

【用法】共为细末，热酒调敷患处。

12. 宣痹汤（《温病条辨》）

【组成】防己　杏仁　滑石各15g　连翘　栀子　半夏　晚蚕沙　赤小豆各10g　薏苡仁15g

【主治】湿热痹证，骨节烦痛，小便短赤。

【用法】水煎服。

13. 抗痨丸（丁锷经验方）

【组成】木鳖子　黄连　泽漆　中川蚣　生牡蛎

【主治】骨、关节结核。

【用法】水煎取汁，干燥压片。日服3次，每次6～8片（含药3g）。3个月为一疗程，可连服2～4个疗程。

【按语】临床观察，本品与抗结核西药合用，比单用西药疗效提高一倍以上。长期服用无毒副作用。多数患者服药一个疗程后体重增加、食欲增进。

14. 加减木防己汤（《温病条辨》）

【组成】防己18g　薏苡仁10g　杏仁12g　滑石18g　生石膏18g　桂枝9g　通草6g

【主治】湿热痹证，关节肿痛，或红肿灼热，屈伸不利，遇凉则舒，心烦口渴，小便短赤，舌红苔黄，脉濡数。

【用法】水煎服。

15. 大红丸（《仙授理伤续断秘方》）

【组成】制川乌710g　制南星500g　赤芍500g　熟何首乌500g　川牛膝（酒浸）300g　当归300g　细辛240g　嫩桑枝300g　赤小豆1000g　自然铜120g　骨碎补500g

【主治】寒湿型关节炎，或损伤后复感寒湿之邪。本方为陈伤瘀血痹阻，寒湿邪侵，或寒痹证而设。风湿者加羌活、独活、防风以祛风胜湿；寒湿痹阻经络加秦艽、姜黄、防己。

【用法】共为细粉，醋打面糊为丸，如黄豆大，朱砂为衣。每次10g，每日2～3次，温酒或醋汤服下。

【按语】骨折筋断之后，经脉之中尚有陈瘀残留，气血通畅不利，则患肢酸、麻、胀、痛，活动障碍，尤以下肢关节损伤，更为多见。治当一面接骨续筋，坚强筋骨，一面活血祛瘀，通络止痛。方中自然铜、骨碎补接骨续筋；何首乌、牛膝、芍药补益肝肾，合上药以增坚筋壮骨之效；川乌、细辛、当归祛风散寒，温通经络；制南星、赤小豆、嫩桑枝燥湿除痰，祛风止痛。合而用之，可使筋骨坚强，寒湿温散，则经络疏通，痹痛解除。

16. 防风汤（《宣明论》）

【组成】防风15g　赤茯苓15g　秦艽　麻黄　肉桂　当归　杏仁　葛根　黄芪各10g　甘草6g　生姜5片　大枣3个

【主治】外感风寒，痹阻经络。肌肉关节疼痛游走不定，以大关节为主的风痹证。为开腠理祛风湿之平剂，治疗风痹的代表方剂。

【用法】水煎服。

17. 拔毒消疽散（丁锷经验方）

【组成】芒硝　白矾

【主治】急、慢性骨髓炎，硬化性骨髓炎，骨脓肿。

【按语】本品制作简单，使用方便且不增加病人痛苦；价格低廉，无毒副作用。

慢性骨髓炎、硬化性骨髓炎只需单独用本品外敷，不必同时使用其他中西药。一般敷药后临床症状可很快缓解。连续敷药1～5个月左右，多数即可痊愈。

临床观察，本品外敷治疗慢性骨髓炎，可促使脓液及小块死骨吸收（或死骨复活），促进新骨增生填充骨瘘孔等；对硬化性骨髓炎可促进封闭的髓腔重新开放，增厚硬化的骨质逐渐吸收出现骨纹理。

对骨、关节结核，在全身抗结核的同时局部外敷本药，能加速病灶吸收愈合；对骨肿瘤局部外敷本药有明显的止痛作用。

18. 顽痹通丸（河南省洛阳正骨医院内部制剂）

【组成】桂枝　独活　羌活　防风　白术　青风藤　海风藤苍术　细辛等

【主治】风寒湿闭阻经络所致的风湿性关节炎、类风湿关节炎、强直性脊柱炎、骨性关节炎、幼年慢性关节炎、纤维肌痛综合征等，表现为关节、肌肉疼痛，得温则减，遇冷加重，或伴见肿胀、僵硬、重着、麻木、伸屈不利者。

【用法】口服，每日 2～3 次，每次 1 袋，温开水送服或遵医嘱。

19. 顽痹清丸（河南省洛阳正骨医院内部制剂）

【组成】忍冬藤　络石藤　桑枝　薏苡仁　黄芩　益母草乳香　紫草　川牛膝等

【主治】风湿热闭阻经络所致的风湿性关节炎，类风湿关节炎。强直性脊柱炎、骨性关节炎、牛皮癣性关节炎、痛风性关节炎及幼年慢性关节炎等症，症见关节、肌肉灼热、红肿、痛不可触，屈伸不利或关节肿大，僵硬变形，伴有口渴、心烦、皮肤斑疹者。

【用法】口服，每日 2～3 次，每次 1 袋，温开水送服或遵医嘱。

【注意事项】孕妇慎用及脾胃虚寒者慎用，若有腹泻者，可减少用量，食欲减退者，在饭后 1 小时服用。

20. 顽痹乐丸（河南省洛阳正骨医院内部制剂）

【组成】补骨脂　续断　熟地黄　淫羊藿　鹿角霜　骨碎补　桑寄生　杜仲　牛膝等

【主治】命门不足，精髓亏虚，风寒湿邪入中或痹证日久，肾阳不足所致的类风湿关节炎及幼年性慢性关节炎、强直性脊柱炎、骨性关节炎、牛皮癣性关节炎等症。症见关节、肌肉疼痛、肿胀、僵硬、麻木或关节变形，肌肉消瘦，屈伸不利伴见形寒怕冷、腰膝酸软、精神不振、面色苍白者。

【用法】口服，每日 2～3 次，每次 1 袋，温开水送服或遵医嘱。

【注意事项】孕妇慎用。

21. 顽痹康丸（河南省洛阳正骨医院内部制剂）

【组成】熟地黄　白芍　牛膝　桑寄生　鹿角胶　知母　杜仲　续断　骨碎补　威灵仙等

【主治】阴精亏虚，风湿之邪入侵的类风湿关节炎、强直性脊柱炎、骨性关节炎、幼年慢性关节炎，或上述疾病日久伤及肝肾之阴，表现为关节、肌肉疼痛、肿胀、僵硬、麻木或关节变形，肌肉消瘦，屈伸不利，伴见五心烦热、低热、盗汗、腰膝酸软等症。

【用法】口服，每日 2～3 次，每次 1 袋，温开水送服或遵医嘱。

【注意事项】脾胃虚寒者禁用，若出现腹痛、腹泻症状，可减少药物用量或用姜枣煮水同时服下。

22. 桃仁膝康丸（河南省洛阳正骨医院内部制剂）

【组成】桃仁　红花　当归　熟地黄　川芎　白芍　独活桑寄生等

【主治】骨性关节病早期关节疼痛，屈伸不利，膝部疼痛，下楼梯更甚，或久蹲不易站立等症。

【用法】口服，每次1袋，每日2～3次，温开水送服。

【注意事项】孕妇慎用。

23. 羌归膝舒丸（河南省洛阳正骨医院内部制剂）

【组成】羌活　当归　独活　麻黄　乳香（制）　没药（制）　红花等

【主治】骨关节病中期关节屈伸受限，膝部疼痛（以内侧为甚），行走跛行等症。

【用法】口服，每次1袋，每日2～3次，温开水送服。

【注意事项】孕妇慎用。

24. 地黄膝乐丸（河南省洛阳正骨医院内部制剂）

【组成】地黄　山茱萸　泽泻　茯苓　当归　乳香（制）没药（制）等

【主治】骨关节病后期关节疼痛，屈伸不利，行走跛行，膝内翻严重，呈 O 形腿者。

【用法】口服，每次 1 袋，每日 2~3 袋，温开水送服。

【注意事项】孕妇慎用。

25. 骨炎膏（河南省洛阳正骨医院内部制剂）

【组成】当归 土茯苓 紫草 红花 白芷 商陆（醋炙）天花粉 白头翁等

【主治】骨髓炎症。

【用法】外用，将患处清洗干净，涂以适量并以干净纱布覆盖。

【注意事项】用前洗净患处，破损皮肤勿用，过敏体质者及孕妇慎用。

26. 骨炎脱毒丸（河南省洛阳正骨医院内部制剂）

【组成】黄芪 党参 熟地黄 当归 川芎 桔梗 金银花土茯苓 蒲公英等

【主治】慢性骨髓炎中后期肢体肿胀疼痛，窦道排脓不畅、淋漓不尽、久不愈合，面色苍白或萎黄，四肢倦怠等症。

【用法】口服，每次 1 袋，每日 2~3 次，温开水送服。

【注意事项】孕妇忌用。

27. 骨炎补髓丸（河南省洛阳正骨医院内部制剂）

【组成】黄芪　党参　熟地黄　当归　土茯苓　肉桂　芥子　续断　杜仲　骨碎补等

【主治】慢性骨髓炎中、后期肢体隐痛不适，窦道时愈时发，肾虚骨痿，骨质缺损，骨不愈合等症。

【用法】口服，一次1袋，一日2～3次，温开水送服。

【注意事项】有高热症状的患者及孕妇慎用，或在医师指导下服用。

28. 复骨胶囊（河南省洛阳正骨医院内部制剂）

【组成】大黄（酒炒）　延胡索　香附　柴胡　黄芪　赤芍　桃仁　乳香　没药等。

【主治】筋脉瘀滞型股骨头缺血性坏死。

【用法】口服，每次5粒，每日3次，温开水送服。

【注意事项】脾胃虚弱者慎用。

29. 祛瘀通便胶囊（河南省洛阳正骨医院内部制剂）

【组成】当归　赤芍　红花　桃仁　大黄　芒硝　柴胡等

【主治】创伤截瘫早期伤处肿痛，腹胀胀满，二便不通，下肢萎软等症。

【用法】口服，每次5粒，每日2～3次，温开水送服。

【注意事项】孕妇慎用。

30. 愈瘫胶囊（河南省洛阳正骨医院内部制剂）

【组成】黄芪　丹参　全蝎　茜草　僵蚕　当归　川牛膝　木瓜　桑寄生　续断等

【主治】创伤截瘫中期、恢复期出现的瘫痪等症。

【用法】口服，每次5粒，每日2~3次，温开水送服。

【注意事项】孕妇慎用。

31. 股骨头坏死愈胶囊（河南省洛阳正骨医院内部制剂）

【组成】杜仲　续断　当归　丹参　鸡血藤　玄参　连翘　没药等

【主治】肝肾两虚，气虚血瘀型股骨头缺血性坏死。

【用法】口服，每次5粒，每日2~3次，温开水送服。

【注意事项】脾胃虚弱者慎用。

32. 黄芪生络复康丸（河南省洛阳正骨医院内部制剂）

【组成】黄芪　淫羊藿　丹参　赤芍　川芎　桃仁　红花等

【主治】不完全性周围神经损伤、周围神经变性。

【用法】每日2~3次，每次1袋，温开水送服。

【注意事项】有出血倾向者慎用，或遵医嘱。

33. 渗湿消肿汤（丁锷经验方）

【组成】土茯苓　土牛膝　益母草　生黄芪　萆薢

【主治】膝关节积液

【用法】水煎服。1 日 1 次。

【按语】膝关节积液，多数为慢性滑囊炎或外伤性滑膜炎所致。临床治疗多采用穿刺抽吸后（或注入泼尼松龙等）加压包扎等，但疗效并不满意。用本方内服 7～20 剂后，绝大多数即能自行吸收，不需配合其他任何疗法。

34. 四黄散（《证治准绳》）

【组成】黄连 1 份　黄柏 3 份　大黄 3 份　黄芩 3 份

【主治】创伤感染局部红肿热痛者。

【用法】共研细末，以水、蜜调敷或用凡士林调制成膏外敷。

35. 五神汤（《洞天奥旨》）

【组成】茯苓 12g　车前子 12g　金银花 15g　牛膝 10g　紫花地丁 12g

【主治】下肢骨痈初起，或各种损伤后并发下焦湿热见小便赤痛。

【用法】水煎服。

【按语】伤后湿热瘀结于下焦，则水道不利，小便赤痛；热毒蕴结于肌肤，则痛肿。治当清热利水、行瘀散结之法。方中茯苓、车前子利水渗湿；金银花、紫花地丁清热解毒；牛膝引血下行。诸药合用，既能清利水道，又能解毒散结。

36. 身痛逐瘀汤（《医林改错》）

【组成】秦艽 9g　川芎 9g　桃仁 6g　红花 6g　甘草 3g　羌活 9g　没药 9g　五灵脂 9g　香附 9g　牛膝 9g　地龙 9g　当归 15g

【主治】气血痹阻经络所致的肩、腰、腿或周身疼痛，经久不愈。

【用法】水煎服。

【禁忌】忌生冷油腻，孕妇忌服。

37. 内伤丸（杜自明经验方）

【组成】广七　桃仁　泽兰　大黄　明雄黄

【主治】清热明心祛内瘀。用于伤后吐血、咳血，三焦瘀血及咳嗽、呼吸引起胸痛。

【用法】研末，以蜜做丸。内服。

38. 除湿酒（杜自明经验方）

【组成】虎胫骨（现已禁用）　防己　独活　云苓　杜仲草乌　晚蚕沙　松节　茄根　木瓜　苍耳子　枸杞子　秦艽　桑枝　牛膝　狗脊　续断　伸筋草　豨莶草　白酒

【主治】除湿通经。用于风寒湿痹。

【用法】用浸酒，内服。

39. 顺气活血汤 (《伤科大成》)

【组成】苏梗 3g　厚朴 3g　枳壳 3g　砂仁 1.5g　归尾 6g
红花 1.5g　木香 1.2g　炒赤芍 3g　桃仁 9g　苏木末 6g　香附 3g

【主治】胸腹挫伤，气滞胀满作痛。

【用法】按病情定剂量，水煎，可加少量米酒和服。

【按语】跌打损伤，气滞血瘀，脉络不通，则胀痛拒按。况伤气及血，气滞血瘀，气血并重之症。治以行气活血、祛瘀止痛之法。方中苏梗、厚朴、枳壳、香附、木香、砂仁一派辛香行气消滞之品，以治气滞；桃仁、红花、当归、赤芍、苏木一派辛润活血化瘀之物，以治血瘀。这种行气药与活血药配伍，更能促进气血的畅通，使之气行血活，血行瘀化，则肿痛诸症亦随之消解。

40. 三痹汤 (《妇人良方》)

【组成】川续断　防风　桂心　细辛　人参　茯苓　当归
白芍　黄芪　甘草各 5g　秦艽　生地　川芎　独活各 9g　生姜
5g　杜仲 5g

【主治】气血凝滞，手足拘挛偏于气虚者。

【用法】水煎服。

41. 乌头汤 (《金匮要略》)

【组成】麻黄　芍药　黄芪　甘草 (炙) 各 9g　川乌 6g

【主治】肢体关节疼痛，痛有定处，关节活动受限者。

【用法】水煎内服。

【按语】伤后风寒湿邪乘虚而入，留于关节，经脉痹阻，气血运行不畅，则关节疼痛。治当温经散寒、通络除湿之法。方中麻黄发汗宣痹；川乌祛寒止痛；芍药、甘草缓急舒筋；黄芪益气固卫，助麻黄、川乌温经止痛，又可防麻黄过于发散。诸药配伍，能使寒湿之邪微汗而解，则病邪去而疼痛止。

42. 散瘀丸（王文斌经验方）

【组成】当归40g　地龙20g　川军20g　红花30g　五加皮40g　川断40g　香附32g　延胡索32g　鸡血藤40g　生姜40g　乳香32g

【主治】活血散瘀，消肿止痛，用于各种风湿痹证，腰部疼痛等症。

【用法】共研细末，炼蜜为丸，每丸6g，每日2次，每次1丸。

43. 健步虎潜丸（《伤科补要》）

【组成】龟胶2份　鹿角胶2份　虎胫骨（现已禁用）2份　何首乌2份　川牛膝2份　杜仲2份　锁阳2份　当归2份　熟地2份　威灵仙2份　黄柏1份　人参1份　羌活1份　白芍1份　白术1份　大川附子1.5份　蜜糖适量

【主治】跌打损伤，血虚气弱，筋骨痿弱无力，步履艰难。

【用法】共为细末，炼蜜丸如绿豆大。每服 10g，空腹淡盐水送下，每日 2~3 次。

【按语】跌打损伤，肝肾不足，气血虚弱，骨痂生长缓慢，连接延迟，筋骨失养，则腰膝酸软无力，步履艰难。治当补益气血、填补精血、强壮筋骨之法。方中龟板、鹿角胶、熟地黄、虎胫骨填补精血之亏损；当归、白芍、何首乌、杜仲、牛膝、人参、白术补益气血之虚弱；附子、锁阳温壮肾中之阳气；灵仙、羌活祛除络中痹痛；佐黄柏泄热，又调和诸药，不使过燥。诸药合用，可使筋骨强健，气血充足，腰膝健壮，步履正常。

44. 三黄宝蜡丸（《医宗金鉴》）

【组成】天竺黄 10 份　雄黄 10 份　刘寄奴 10 份　红芽大戟 10 份　归尾 5 份　朱砂 3.5 份　儿茶 3.5 份　净乳香 1 份　琥珀 1 份　轻粉 1 份　水银 1 份（同轻粉研至不见星）　麝香 1 份

【主治】跌打损伤，瘀血奔心，痰迷心窍等症。

【用法】各药研细末，用黄蜡适量泛丸，每服 1~3g。

【按语】跌打损伤，瘀血攻心，痰迷心窍，神明失主，则昏不知人，或抽搐等症。治以活血开窍、镇潜安神之法。方中麝香、天竺黄开窍化痰；乳香、儿茶、刘寄奴、当归活血祛瘀，接骨续筋；雄黄解毒消肿；琥珀、朱砂安神镇静；大戟泻火散结；轻粉、水银逐水消肿。诸药合用，可使瘀化肿消，神清痛解。

45. 加味四物汤 (《伤科汇纂》)

【组成】四物汤（当归　川芎　白芍　熟地）加黄柏　知母　黄芩　黄连　蔓荆子　北五味

【主治】血虚，虚火上冲头痛。

【用法】水煎服。

【按语】损伤骨痛，再加羌活、独活。如痛不止者，加乳香、没药。

46. 黄芪益气汤 (《医宗金鉴》)

【组成】人参　黄芪　白术　甘草　当归　陈皮　升麻　柴胡　红花　黄柏

【主治】肌肤麻木。

【用法】秋季加五味子，夏季加黄芪，冬季加桂枝皮，水煎服。

47. 神效黄芪汤 (《兰室秘藏》)

【组成】蔓荆子3g　陈皮（去白）15g　人参24g　炙甘草白芍药各30g　黄耆（现在称黄芪）60g

【主治】头、颈、胸背、上肢麻木的治疗。

【用法】药碎成小块，每服15g，用水300ml，煎至150ml，去滓，临卧时稍热服。

48. 小金丹（《外科证治全生集》）

【组成】草乌45g　五灵脂45g　地龙45g　木鳖子45g　白胶香45g　乳香22.5g　没药22.5g　香墨3.6g

【主治】血瘀结毒，伤筋流注。

【用法】调均匀后面糊为丸，干重0.6g，每服2丸，日服2次，黄酒送下，温开水亦可。

【按语】跌打损伤，气滞血瘀，寒湿痰凝，阻滞经络，脉道不利，则筋肉肿痛；或痰湿风寒与瘀血相结，凝滞经脉，气血不畅，则漫肿硬实作痛等。治当活血祛瘀、通络散结之法。方中乳香、没药、五灵脂活血祛瘀，以治瘀血，配以地龙活血通络；白胶香、香墨活血消肿，以治痈结。诸药合用，可使经络疏通，痰瘀消散。

49. 骨质增生丸（王继先经验方）

【组成】熟地60g　骨碎补45g　肉苁蓉30g　鸡血藤45g　海桐皮15g　鹿衔草15g

【主治】补肾益精，壮骨镇痛。用于脊柱骨质增生、颈椎病、增生性骨关节炎。

【用法】上药共为细末，炼蜜为丸，每丸重9g。1日3次，每次1丸，温开水送服。1个月为1个疗程，可连续2~3个疗程。

【按语】骨质增生病，肾虚骨空是病之本，骨关节疼痛，功能障碍是病之标，方中熟地滋阴补肾中之精血，肾精充沛，濡养滋润骨关节，则骨关节健壮；肉苁蓉壮肾中之阳气，肾气盛，有温煦生发之功，增强骨关节功能的动力，熟地、肉苁蓉补肾中之阴阳以治其本。骨碎补、鹿衔草补肾健骨以镇痛，且有佐肉苁蓉壮阳之功；鸡血藤、海桐皮养血通络以镇痛，又有佐熟地养阴之效，四药相辅，补骨通络镇痛以治病之标，诸药相伍，有补肾益精、壮骨镇痛之功效，故对骨质增生病有显著疗效。

50. 夺命丹（《伤科补要》）

【组成】归尾 60 份　桃仁 30 份　血竭 10 份　土鳖虫 30 份儿茶 10 份　乳香 20 份　没药 20 份　红花 10 份　自然铜 40 份大黄 60 份　朱砂 10 份　骨碎补 20 份　麝香 1 份

【主治】头部内伤、脑震荡昏迷，以及跌打损伤，瘀血入内伤势较重者。

【用法】共为细末，用黄明胶热化为丸如绿豆大，朱砂为衣。每次 10~15g，每日服 3~4 次。

【按语】跌打损伤，筋骨折断，血离经脉，瘀血内积，上攻心窍，神明失主，则烦躁不宁，神昏谵语。治以活血开窍之法。方中麝香开窍醒神，兼能活血；瘀血上攻，故用大黄泻下逐瘀；血瘀经脉，故用归尾、桃仁、红花、乳香、没药活血祛瘀，通经止痛，合大黄、儿茶则通经祛瘀之力更强；筋骨折断，故用血竭、自然铜、骨碎补接骨续筋；神志不安，故用朱砂安神定志。诸药合用，活血开窍之力更著。

51. 秦艽鳖甲散 (《卫生宝鉴》)

【组成】柴胡 15g　地骨皮 15g　秦艽 10g　知母 10g　鳖甲 15g

【主治】骨关节结核的早期，关节隐痛，夜眠惊痛，潮热等。

【用法】水煎服。

52. 清骨散 (《证治准绳》)

【组成】青蒿 15g　鳖甲 12g　地骨皮 12g　秦艽 12g　知母 9g　银柴胡 6g　胡黄连 9g　甘草 3g

【主治】骨关节结核，骨蒸潮热，盗汗，脉细数等。

【用法】共为细末，或为汤剂，水煎服。

53. 羌活胜湿汤 (《内外伤辨惑论》)

【组成】羌活 15g　独活 15g　川芎 10g　甘草 6g　蔓荆子 10g　藁本 15g　防风 15g

【主治】风寒客表，腰背颈肩疼痛，不可转侧，头痛目痛，或周身尽痛，恶寒微热，脉浮。

【用法】水煎服。

54. 薏苡仁汤 (《类证治裁》)

【组成】薏苡仁 20g　苍术 10g　麻黄 8g　桂枝 8g　当归 8g　川芎 6g　羌活　独活　防风各 8g　川乌 6g　甘草 6g　生姜 3g

【主治】肢体或周身酸楚疼痛，重著不移，阴雨加重，甚则腰膝冷重之湿痹证。

【用法】水煎服。

【按语】伤后感受湿邪，留滞关节肌肤，气血痹阻，则关节肢体疼痛；湿为阴邪，重浊之性，则阴雨天痛甚，固定不移；湿从寒化，则腰膝冷重。治当除湿运脾、疏利经络之法。方中薏仁、苍术祛湿运脾，疏利经络；羌活、独活、防风祛风胜湿，通痹止痛；麻黄、桂枝、川乌温经通阳，燥湿止痛；川芎、当归活血通络，祛瘀止痛；甘草、生姜和中调药。合而用之，共奏祛湿通络之效。

55. 消散膏（石幼山经验方）

【组成】生麻黄 180g　生大戟 240g　生甘遂 180g　生半夏 120g　生南星 120g　白僵蚕 240g　白芥子 240g　新鲜泽漆 2500g　藤黄 90g　火硝 30g　炒黄铅粉适量　菜油 5000g

【主治】肿胀结块，痰核之证，损伤血肿等

【用法】前七味浸菜油中六到七日后捞起，油中入泽漆煎熬至枯，去渣。再入七味煎熬，至枯后去渣。熬至滴水成珠，入藤黄、火硝，溶化滤清，再入铅粉，搅和收膏，贮存备用。应用时将膏药烊化，摊于韧性纸张或土布上，加掺药，一般多用黑虎丹，贴患处。

【按语】此方原名阳和痰核膏，为外科李瑞林先生所用，功效为消癥瘕，破积聚，化痰核，消肿痛。李无传人，而与石氏交往甚密，平素学术交流中将此方传于石氏。石氏则扩展其用途，配合掺药黑虎丹，治瘀血或痰浊凝聚形成的肿胀结块，肢体损伤后其远端的肿胀，流痰流注及一切痰核之证，包括目前诊断的损伤血肿及血肿机化块、肱骨外上髁炎、跟痛症、关节积液肿胀等。

56. 补阳还五汤（《医林改错》）

【组成】黄芪120g　当归尾6g　赤芍5g　地龙　川芎　桃仁红花各3g

【主治】气虚血滞的半身不遂，口眼歪斜，以及头部、脑髓或脊椎督脉受损而致的截瘫后期。

【用法】水煎服。

【按语】正气亏虚，脉络瘀阻，筋脉肌肉失养，则半身不遂，口眼歪斜；气虚血滞，舌体失养，则语言謇涩，口角流涎；气虚不固，则小便频数，遗尿不禁，大便失禁；气虚不运，则大便不通；或跌打损伤，瘀血阻滞经脉，则头痛、肢痛或瘫痪等。对此治当活血祛瘀、补气通络之法。方中重用黄芪，一则大补元气，其力专性走，周行全身，可旺气行血，祛瘀通络；二则与诸药（桃仁、红花、当归、赤芍、川芎、地龙）相配，既推动血行，又可祛瘀而不伤正。如此配伍，可使阳气复，瘀血消，诸症消除。

57. 阳和汤 (《外科全生集》)

【组成】熟地 30g　麻黄 2g　白芥子 6g　炮姜 2g　肉桂 3g 鹿角胶 10g　甘草 3g

【主治】阴疽、流注、鹤膝风等漫肿无头，皮色不变，酸痛不热，脉沉细迟，阳虚寒凝者。

【用法】水煎服。

58. 活营通气散 (《伤科补要》)

【组成】当归 15g　丹参 15g　香附 12g　川芎 10g　延胡索 10g　青皮 10g　郁金 10g　半夏 10g　广木香 10g　小茴香 10g

【主治】躯干内伤，胸脘、腰腹闷胀不舒，呼吸不利，或伤后肢体胀痛，痛无定处。

【用法】共为细末，每次 3～6g，每日 2 次，开水冲服。也可用作汤剂服。

59. 鹿角胶丸 (《医学正传》)

【组成】鹿角胶 15g　鹿角霜 15g　熟地 30g　人参 9g　当归 12g　牛膝 9g　茯苓 9g　白术 9g　菟丝子 15g　杜仲 15g　虎骨（现已禁用）30g　龟甲 30g

【主治】腰痛，腿膝酸软，食欲不振，气短神疲，足跟疼痛，舌淡红，脉沉细无力。

【用法】蜜丸，每次服 9g，日 2 次，又可做汤剂，日 1 剂，日服 3 次。

60. 六味地黄汤（《小儿药证直诀》）

【组成】熟地 25g　怀山药 12g　茯苓 10g　泽泻 10g　山萸肉 12g　牡丹皮 10g

【主治】肾水不足，腰膝酸痛，头晕目眩，咽干耳鸣，潮热盗汗，骨折后期迟缓愈合等。

【用法】水煎服，日 1 剂。做丸，将药研末，蜜丸，每服 10g，每日 3 次

61. 通利止血方（叶海经验方）

【组成】西琥珀（分冲）6g　金钱草 30g　仙鹤草 20g　车前子（包煎）10g　石韦 20g　海金沙（包煎）10g　大蓟 15g　小蓟 15g

【主治】利水通淋，凉血化瘀。用于肾挫伤，肾区疼痛、叩痛、肿胀，尿血色红或镜下血尿，尿道涩痛或小便淋沥不尽，小腹胀痛。

【用法】水煎服。

【按语】肾为水脏，主调节水液之代谢。水液通过肾的气化，使其清者上升，以灌溉脏腑百骸；其浊者下降，经膀胱排于体外，一旦肾脏被外力损伤，则肾之气化失常，主水无力，肾之脉络受损，血不循经。经曰：其下者，引而竭之。方用琥珀淡渗，行肾气以利水、通窍隧以消瘀之主药；以利水通淋之金钱草、甘

寒滑利之车前子为辅；用凉血止血、化瘀利尿之仙鹤草、大小
蓟，入血分之海金沙，入气分之石韦为佐使，以增强利水通淋、
凉血化瘀之功效。综观全方，以降为顺，以通为用，顺其通降之
势，达止血消瘀之目的。

62. 川芎肉桂汤（《伤科汇纂》）

【组成】羌活 4.5g　肉桂 3g　川芎 3g　柴胡 3g　当归梢 3g
苍术 3g　炙甘草 3g　神曲 1.5g　独活 1.5g　防己 1g　防风 1g
桃仁 5 个

【主治】瘀血在足太阳、足少阴、足少阳三经，以作腰痛者。

【用法】酒 3 杯，煎至 1 杯，空腹服。

63. 左归饮（《景岳全书》）

【组成】熟地 15g　山药　山萸肉　枸杞子　菟丝子　鹿角
胶各 10g　龟板 15g　怀牛膝 10g　蜂蜜适量

【主治】损伤日久或骨病肾阴亏损见腰膝酸软，头晕目眩，
虚热盗汗等。

【用法】水煎服。或为丸剂，每次 10g，每日 2～3 次。

64. 加味术附汤（《杂病源流犀烛》）

【组成】白术 6g　生姜 6g　附子　甘草　赤茯苓各 5g　大枣
2 个

【主治】寒湿痹阻腰痛。

【用法】水煎服。

65. 松叶汤（《验方新编》）

【组成】生松叶　晚蚕沙各30g

【主治】风湿腰痛，天气变就痛，或有酸痛感。

【用法】用酒、水各半（1碗）煎成1碗服。

66. 外用蒸敷散（李国衡经验方）

【组成】当归30g　扦扦活30g　络石藤30g　桂枝30g　虎杖根30g　路路通30g　红花30g　五加皮30g　川羌活3g

【主治】活血、祛风、通络、止痛。用于跌打损伤后期，局部疼痛，风寒湿痹而引起骨与关节疼痛，颈椎、腰椎退行性病变见疼痛酸麻，软组织损伤或劳损等症。

【用法】上药共研成细末，盛入小布袋内将袋口缝合，而后放在蒸笼内（或锅内隔水蒸）蒸热，热敷患处。蒸敷时如太烫，下面可垫毛巾，待药温度降低时再将毛巾抽去，将药直接敷在皮肤上面。蒸敷散药袋外面须盖上毯子或被絮，以防散热过快。每次蒸敷时间约一小时左右，每天1~2次，每一剂药可用5~7天。即每次用后将药放好，用时再蒸透即可再用。如有寒邪，局部怕冷，可在散中加入老姜50g（切碎）一同蒸敷。

【按语】当归、红花活血化瘀，扦扦活、路路通既有活血止痛的功效，又能消除水肿，络石藤、虎杖根能祛风通络。桂枝、羌活温通经络以通痹，五加皮则有解除肌肉痉挛的作用。

本方为临床上治疗腰腿痛、肩痛等常用药，疗效甚佳，一般用于秋冬或早春天气较寒冷的季节。

67. 腰痛及积年痛方（《小品方》）

【组成】生地 10g　白术 5g　干漆 5g　桂心 8g　甘草（炙）5g

【主治】劳损久伤腰痛。

【用法】上五味捣末，以酒服。

68. 龟鹿二仙胶汤（《兰台轨范》）

【组成】鹿角 6g　龟甲 9g　枸杞子 9g　人参 6g

【主治】气阴两虚，精血亏虚所致腰膝酸软。

【用法】水煎服，日 1 剂，日服 3 次。

69. 附子半阳和汤（叶海经验方）

【组成】大熟地 30g　淡附片（先煎）15g　鹿角胶（另烊冲）15g　炙麻黄 10g　川桂枝 10g　炙甘草 5g

【主治】补肾益精，温阳通络。用于一切肾阳虚亏、寒凝络阻之骨关节痹证。

【用法】水煎服。

【按语】风寒湿三气杂至，合而为痹，迁延不愈，日久耗正。内舍于肾，内外合邪，筋骨失却温养，以致骨关节疼痛，屈伸失如，昼轻夜重，遇寒则剧，得温则舒，甚至关节肿大变形，肢体废用，舌质淡、苔白，脉沉涩。本方从阳和汤加减化裁而来，方中用熟地滋阴精而养血，鹿角胶以补阴中之阳，附子、麻桂开通温散筋骨、经络、血脉痹结，甘草调和诸药。麻桂得熟地而不表，熟地配附麻而不腻，温而不燥，通而不耗，相得而益彰，起到补阴血、益肾精、温阳逐寒、通络止痛之作用。

70. 肾着汤 (《金匮要略》)

【组成】干姜　白术　茯苓　甘草

【主治】寒湿腰疼，冷重沉着，如负重物。可加小茴香，独活、黑狗脊，增加温肾祛风之功。

【用法】水煎服。

71. 三妙丸 (《医学正传》)

【组成】黄柏120g　苍术180g　牛膝60g

【主治】湿热下注，腰膝关节疼痛。

【用法】上药研为细末，面糊为丸，如梧桐子大。每服50~70丸，空腹时用姜、盐汤送下。

72. 芍药甘草汤 (《伤寒论》)

【组成】芍药12g　甘草12g

【主治】筋脉失养，腹中挛急作痛，或手足拘急。

【用法】水煎服。

73. 知柏地黄汤（《医宗金鉴》）

【组成】知母9g　黄柏9g　熟地24g　怀山药12g　山萸肉12g　茯苓9g　泽泻9g　牡丹皮9g

【主治】骨病阴虚火旺，潮热骨蒸等症。

【用法】水煎服，或制成丸剂，淡盐汤送服。

74. 青娥丸（《太平惠民和剂局方》）

【组成】杜仲480g　补骨脂240g　胡桃20个　蒜120g

【主治】伤病致肾气虚弱，风寒乘袭、气血相搏的腰痛。

【用法】为末，米糊成丸如豆大。每服10g，淡盐汤或温酒送下，每日1～3次。

75. 舒筋止痛方（叶海经验方）

【组成】大熟地30g　荆芥10g　细辛5g　全蝎（研吞）2g　蜈蚣（研吞）2g　露蜂房5g　制川草乌（各，先煎）10g

【主治】养血搜风，解痉镇痛。用于风湿顽痹深袭经络，以致头面、颈、肩、臂、腰、腿部牵痛，状如刀割针刺，不得屈伸，或肢体拘急偏废，肌肤麻木不仁，日久不瘥。

【用法】水煎服。

【按语】本症多数是由于外感风寒，或久留潮湿之地；或行于雨露之中；或汗出当风；或贪欢取凉；或侵寒而寝，以致风寒湿三气乘虚而袭入体内，痹阻于筋脉，气机闭塞，日久内耗阴血，顽痹深袭。师曰：治风先治血，血行风自灭。故方用熟地滋肾养肝，补血生精为主；配以荆芥散全身之风邪，下瘀除痹，细辛、川草乌温经散寒，祛风止痛，露蜂房、全蝎、蜈蚣搜风解痉止痛。诸药合用，补阴精而不腻，辛温散而不燥，用以搜剔风寒湿邪于肝肾而致有筋骨痹痛。特别是对各种顽固性神经痛有较好的疗效。

76. 大防风汤 (《外科正宗》)

【组成】党参 10g　白芍 10g　熟地 12g　防风　羌活　牛膝　附子　当归　杜仲　黄芪　川芎　甘草各 6g　生姜 3 片

【主治】腰伤后期，或慢性风湿关节炎病久气血虚弱者。

【用法】水煎服。

77. 活血散瘀汤 (《医宗金鉴》)

【组成】归尾 6g　赤芍 6g　丹皮 3g　桃仁 6g　苏木 6g　枳壳 3g　槟榔 2g　瓜蒌仁 3g　川芎 5g　大黄（酒炒）6g

【主治】瘀毒所致疮疡肿块兼有气血凝滞者。

【用法】水煎服。

78. 软坚化瘀汤 (宋贵杰经验方)

【组成】芫花 15g　水蛭 6g　虻虫 10g　伸筋草 15g　羌活 10g　独活 10g　防风 10g　附子 10g　红花 10g　香附 10g　苏木 10g　土鳖虫 10g　元胡 10g　花椒 30g

【主治】功能软坚散结，化瘀止痛，主治注射性臀大肌粘连症。

【用法】诸药装布袋，水煎15分钟，晾温，托敷患部，反复托洗5～6次，以皮肤发胀、变软为度。最后擦干皮肤，适当按摩伤部。

【按语】注射性臀大肌粘连症，是由于反复多次臀大肌内注射药物，致使该部肌肉纤维挛缩，继发髋关节功能障碍的一种常见病症。中医辨证属瘀血结聚，是比较顽固的一种疾病。运用中药透入疗法取得了满意的疗效。方中土鳖虫、水蛭、虻虫、芫花皆为破血、消坚、化积、有毒的中药，特别是虫类药物虽内服有毒，而外用时毒副作用较小，对久瘀证化瘀散结作用最强，瘀结日久，气失温煦，易为风寒外邪入侵，气寒则血凝，方中羌独活、防风、伸筋草、附子温经散寒，香附、红花、苏木行气活血。上药配合，共奏软坚散结、化瘀止痛之功，所以对久病旧伤瘀结之证，选用软坚化瘀汤托敷取得良好效果。

79. 抵当丸（汤）（《伤寒论》）

【组成】水蛭9g 虻虫9g 桃仁6g 大黄15g 蜜糖适量

【主治】各种骨肿瘤有瘀阻者。

【用法】共为细末，蜜为丸如绿豆大小。每服3～6g，每日1～2次。做汤剂时，水煎服，但须注意病者的耐受情况。

80. 大黄䗪虫丸（《金匮要略》）

【组成】大黄1份　黄芩2份　甘草3份　桃仁1份　杏仁1份　芍药4份　干漆1份　虻虫1份　水蛭1份　蛴螬1份　䗪虫半份　蜜糖适量

【主治】骨肿瘤瘀阻实证。

【用法】共为细末，炼蜜为丸如绿豆大，每服5丸，日服2次，黄酒送服。

81. 手足抽筋疼痛方（《验方新编》）

【组成】黄豆50g　细米糠60g

【主治】手足抽筋疼痛。

【用法】用水煮烂吃下。

82. 治腰第一方（叶海经验方）

【组成】川独活10g　防风10g　细辛3g　川断15g　桑寄生15g　小茴香5g　降香10g　枳壳10g　怀牛膝15g　延胡索10g

【主治】祛风理气，通络止痛。用于腰痛骤发，痛苦难忍，挺不起腰，俯仰屈伸则患部疼痛如钻似割，咳嗽喷嚏不敢放大声，动则双手撑托腰部，微屈腰膝方能艰难慢行，或卧床不得转侧。

【用法】水煎服。

【按语】腰为肾府，系足太阳膀胱经，带、督二脉之枢纽，主一身之表，易受风邪所客，痹阻于经脉。其时，腰部用力过猛或失当，或腰部屈伸动作不相协调，姿势不正，或咳嗽喷嚏，猝然迸闪，而致疼痛。因岁邪致病快速，势如电闪，名之为"闪腰"，故当以风论治，方用独活入太阳少阴之气分以搜风，细辛入肝肾二经之血分以治风，配以防风以加强祛风湿、通经络之功效。降香理气兼入血分，延胡索理血兼行气，小茴香行气，以治浅近之新寒，枳壳理气，以宽下焦之郁结。经曰：邪之所凑，其气必虚。故又用续断、寄生入督脉以补肝肾、通血脉、利骨节、除风湿，更以牛膝强壮筋骨，取其下行之力，直捣病所。全方具有祛风除湿、理气通滞、补虚镇痛之作用。

83. 术附汤（《医宗金鉴》）

【组成】白术 12g　附子（炮）9g

【主治】寒湿相搏致肢体疼痛。

【用法】水煎服。

84. 夺命丹（《伤科补要》）

【组成】当归尾 60 份　桃仁 60 份　血竭 10 份　䗪虫 30 份儿茶 10 份　乳香 20g　没药 20 份　红花 10 份　自然铜 40 份大黄 60 份　朱砂 10 份　骨碎补 20 份　麝香 1 份

【主治】头部内伤昏迷及骨折的早期重伤。

【用法】共为细末，用黄明胶熟化为丸如绿豆大，朱砂为衣，每次服 10 ~ 15g，每服 3 ~ 4 次。

85. 参黄散（《伤科补要》）

【组成】 三七 50g　大黄 12g　厚朴　枳实　延胡索　郁金 50g　甘草 12g　当归尾 150g　肉桂　红花　穿山甲各 15g　赤芍 65g　青皮 100g　桃仁 100g　柴胡 6g

【主治】 一切损伤，瘀血壅滞，大便不通而身体壮实者。

【用法】 共末，每服 6～9g，温黄酒送服。亦可做汤剂，酌量水煎服。

86. 十灰散（《十药神书》）

【组成】 大蓟　小蓟　荷叶　侧柏叶　茅根　大黄　栀子 茜草根　棕榈皮　牡丹皮　以上各药等量

【主治】 损伤所致呕血、吐血、咯血、创面渗血。

【用法】 各烧灰，研极细末保存待用。每服 10～15g，用鲜藕汁或鲜萝卜汁调服。

87. 伸筋丹（朱惠芳经验方）

【组成】 地龙（炒）500g　马钱子（制）350g，汉防己 150g 乳香（醋炒）150g　没药（醋炒）150g　骨碎补（制）150g 红花 350g　五加皮 150g

【主治】 对骨折后遗疼痛不适、骨性关节炎、坐骨神经痛、肩周炎疼痛有较好的治疗作用。

【用法】 马钱子用砂烫至外表呈棕黄色并鼓起，去毛屑，骨

碎补用砂烫去毛，将上述药物粉碎成末混匀，装入胶囊，每丸含
0.15g，每日 3 次，每次 5 丸，15 天为 1 个疗程，停药 5 天，再
服 15 天。

88. 当归补血汤 （《内外伤辨惑论》）

【组成】 黄芪 30g　当归身 10g

【主治】 损伤失血较多，面色苍白，脉细而弱。

【用法】 水煎服。

89. 当归四逆汤 （《伤寒论》）

【组成】 当归 15g　桂枝 6g　芍药 9g　细辛 3g　通草 3g　大
枣 8 枚

【主治】 血虚寒凝，经脉不通，四肢周身痹痛等症。

【用法】 水煎服，每日 1 剂。

90. 四斤丸 （《正体类要》）

【组成】 肉苁蓉 （酒浸）　牛膝 （酒洗）　天麻　木瓜　鹿
茸　熟地　菟丝子 （酒浸）　五味子各等份

【主治】 肝肾精血不足，筋无所养，挛缩不能步履，或淫邪
于内，筋骨痿软。

【用法】 用地黄膏为丸，如梧桐子大，每服 50～70 丸，空腹
温服。

91. 清营汤 (《温病条辨》)

【组成】犀角（磨粉）（用代用品）2g　丹参 12g　黄连 15g
生地 15g　麦冬 10g　金银花 12g　连翘 10g　竹叶心 5g

【主治】附骨疽或创伤感染后，邪入营血，身热夜甚，或高
热不退，口渴，舌绛而干，或时有谵语，神昏，斑疹隐隐，脉
细数。

【用法】水煎服。犀角先浓煎，或用煎好药水冲服。

92. 安宫牛黄丸 (《温病条辨》)

【组成】犀角（用代用品）　牛黄　郁金　黄芪　黄连　栀
子　雄黄　朱砂各 30g　冰片　麝香各 7.5g　珍珠粉 15g

【主治】附骨疽初期，高热、神昏、谵语，或疔疮走黄，高
热神昏谵语者，或狂躁、痉厥热盛者，或温病热入营血，高热，
神昏，谵语者。

【用法】研为细末，炼为蜜丸，每丸 3g，金箔为衣。每次 1
丸。脉虚者，人参汤送下；脉实者金银花、薄荷汤送下；病重体
实者，每日服 3 次。

93. 舒筋止痛散 (安义贤经验方)

【组成】艾叶 15g　当归 15g　海桐皮 20g　乳香 15g　没药
15g　川椒 15g　海风藤 15g　姜黄 15g　白芷 15g　泽兰 20g　苍
术 15g　生南星 15g　生川乌 10g　生草乌 10g

【主治】活血祛瘀，舒筋通络，消肿止痛。适用于软组织损伤后筋肉拘挛，关节不利，酸痛麻木；骨折后期或手术后解除外固定，关节功能障碍，疼痛不适，筋肉萎缩，或开始功能锻炼者；外感风寒、风湿引起颈、肩、腰腿疼痛，慢性劳损或骨关节退变引起疼痛；局部遇冷则痛增，得温则适的痹证。

【用法】以上诸药打成粗末，棉布或纱布包，蒸热，洒少许白酒于包上，热敷患处。或将药煎水后加少许白酒熏洗患处。每日至少 3 次以上，治愈为止。

94. 黄连解毒汤（《外台秘要》）

【组成】黄连 9g　黄芩 6g　黄柏 6g　栀子 14 枚

【主治】创伤感染，附骨痈疽等。

【用法】按病情拟定药量，水煎，1 日分 2～3 次服。

95. 熨风散（《疡科选粹》）

【组成】羌活　白芷　当归　细辛　芫花　白芍　吴茱萸　肉桂各等量　连须赤皮葱适量

【主治】流痰、附骨疽及风寒湿痹证所致的筋骨疼痛。

【用法】共研细末，每次取适量药末与适量连须赤皮葱捣烂混合，醋炒热，布包，热熨患处。

96. 归元养血汤（《伤科补要》）

【组成】当归　川芎各 6g　白芍　枸杞　木瓜　五加皮　续

断各 3g 熟地 丹参 枳壳 桂枝各 9g 红花 1.5g 红枣 3 个

【主治】一切损伤气血虚弱者。

【用法】水煎服。

97. 中药托敷剂（宋贵杰经验方）

【组成】透骨草 12g 五加皮 15g 五味子 l5g 东山楂 15g
当归 12g 红花 10g 赤芍 12g 生地 12g 羌活 10g 独活 10g
防风 10g 炮附子 6g 花椒 30g

【主治】功能活血化瘀，祛风胜湿，通络止痛。主治颈椎骨
质增生、腰椎骨质增生引起的颈、背、腰部疼痛不舒，活动
障碍。

【用法】上药装布袋内，扎紧放盆内，加水煎煮 15 分钟，稍
晾温，托敷患部，每次 30 分钟。每天托敷 2 次，每剂药连用
4 次。

【按语】骨质增生又称骨刺、骨赘、增生性关节炎，以老年
人为多见，是骨科临床常见的慢性退行性骨关节病，临床上以
颈、背、腰发病最多，证属三痹之痛痹、着痹及五体痹之骨痹之
范畴，症情顽固，缠绵难愈。中医认为肾主骨，肝主筋，筋附于
骨，中年以后，肝肾渐衰，肾虚不能主骨，肝虚不能养筋，加之
风寒湿邪侵袭，或是外伤，致使气血失和，日久瘀血加重就会形
成本病。临床表现主要是颈、背、腰部疼痛不舒，肢体麻木，活
动障碍，久坐、久立及天阴下雨症状更为明显，相应的肢体可伴
有放射性麻木、疼痛，活动后症情加重，目前尚无理想的特效药

物。用中药托敷剂治疗本病，方中透骨草、五加皮、五味子、东山楂等味酸，舒筋展筋，类似于理疗中的渗透液，有缓解肌肉痉挛，改善和减轻周围神经、血管牵张、刺激、压迫的作用。当归、红花、赤芍、生地活血化瘀，通络止痛，羌独活、防风、炮附子祛风胜湿、温阳散寒，花椒麻醉止痛。这样配合，活血化瘀、祛风胜湿、通络止痛，对骨质增生性疾病的肌肉、韧带牵张疼痛及神经、血管的压迫、刺激等病理变化都能得到一定程度的改善，所以止痛效果明显，关节运动功能也能恢复。

98. 紫金丹（《伤科补要》）

【组成】没药30g　血竭15g　降香30g　自然铜60g　乳香30g　松节30g　苏木30g　川乌30g　土狗（蝼蛄）30g　龙骨15g

【主治】骨节经络之宿伤。

【用法】共为极细末，糯米粥汤捣和为丸，朱砂为衣，每服9g。

99. 参附汤（《世医得效方》）

【组成】人参15g　制附片10g

【主治】损伤严重，气血将脱，四肢厥冷，冷汗气短，脉微细。

【用法】文火浓煎，频服。

100. 骨髓炎方（许书亮经验方）

【组成】马钱子 4g　皂角 9g　蒲公英 12g　紫花地丁 12g　净连翘 10g　金银花 10g　生地黄 10g　炙全蝎 3g　穿山甲 10g　京赤芍 9g　粉甘草 3g

【主治】本方专治化脓性及非化脓性骨髓炎。

【用法】加水 500ml，浓煎成 150ml，早晚两次煎服。每天 1 剂，7 天为 1 个疗程。

【按语】本方具有凉血解毒、托里排脓之功。若加归、芪则托里排脓之力更大，且有收敛疮口之功。经多年临床应用有良效。

骨髓炎按中医辨证论治，其病因多种，但以风邪寒湿之毒深入筋骨所致者为多。如病久则正气多虚，而邪毒羁留，症多见疮口难以愈合，周围肌肉呈淡灰色，流淡黄色脓水，或微作痛。若专事用清里托毒之法，则气血更虚，邪毒虽撤而疮口势必难以愈合；若从扶正补其气血着手，则邪毒无从清托而仍羁留为患。故治宜以攻为主，以补为佐。方中诸药具有凉血解毒、托里排脓之功，加归、芪以补气养血，且有托里排脓之能。人或恐马钱子性苦寒大毒，有伤戕正气、贻误病机之弊，然马钱子却有散热消肿之功效，专治痈疽、肿毒。故取其以毒攻毒，盖诸药具有凉血解毒之功，不致伤戕正气而贻误病机。

101. 五黄散 (《证治准绳》)

【组成】黄丹　黄连　黄芩　黄柏　乳香各等量

【主治】挫伤热毒肿痛。

【用法】共为细末，用水或饴糖调成膏外敷。

102. 托里汤 (《伤科汇纂》)

【组成】人参3g（气虚者倍用）　黄芪13g（盐水拌炒）白术（炒）2g　陈皮2g　归身（酒拌）　白芍（酒炒）　熟地茯苓各3g

【主治】金疮、杖疮及一切疮毒，因气血不能成脓，或脓成不能溃敛，脓水清稀久而不愈者。

【用法】酒、水煎服。亦可为末冲服。

103. 内补散 (《伤科汇纂》)

【组成】肉苁蓉（酒浸炒）120g　厚朴（姜炙炒）　人参黄芪各30g　黄芩　吴茱萸　干姜（炮）　当归（微炒）　川芎川椒（炒）　桂心　桑白皮　甘草（炙）各15g

【主治】金疮出血多，虚竭。

【用法】共为细末，每服6g，食前温酒送下，日3~4次。一方有白及，无黄芪、桑白皮。

104. 损伤补药汤 (《验方新编》)

【组成】熟地21g　黄芪（炙）　当归　焦白术　薏苡仁各9g　牛膝9g　赤芍　白茯苓　木瓜各4.5g　防风3g　川芎2.4g　龙眼肉3个

【主治】损伤所致气血亏损者。

【用法】水煎服。

105. 四逆汤 (《伤寒论》)

【组成】熟附子15g　干姜9g　炙甘草6g

【主治】损伤出现汗出肢冷，脉沉微或浮大无根等亡阳证。

【按语】本证多由心肾阳衰，阴寒内盛所致，治疗以回阳救逆为主。阳气不能温煦周身四末，故四肢厥逆，恶寒蜷卧；不能鼓动血行，故脉微细。《素问·生气通天论》："阳气者，精则养神，柔则养筋。"今心阳衰微，神失所养，则神衰欲寐；肾阳衰微，不能暖脾，升降失调，则腹部吐利。方中生附子大辛大热，温壮元阳，破散阴寒，回阳救逆，为君药。干姜，入心、脾、肺经，温中散寒，助阳通脉，为臣药。炙甘草之用有三：一则益气补中，以治虚寒之本；二则缓和干姜、附子峻烈之性；三则调和药性，使药力持久。故甘草为佐使药。

【用法】水煎服。

106. 抗骨质增生汤（许书亮经验方）

【组成】川续断 15g　怀牛膝 10g　全当归 3g　巴戟天 10g　炒穿山甲 10g　无名异 15g　光桃仁 10g　软防风 8g　宣木瓜 10g　胡芦巴 10g　泔苍术 8g　延胡索 8g

【主治】增生性脊柱炎。

【用法】加水 450ml，浓煎成 150ml。每天 1 剂，早晚两次煎服。

【按语】本方专治增生性脊柱炎。全方具有补肾壮阳、舒筋胜湿、活血祛瘀之功效。若患者素有烟酒嗜好而见舌苔黄腻或黄厚，则加茵陈 10g；大便干结或下而不爽加瓜蒌 15g；若治疗颈椎增生则去木瓜，加威灵仙 10g。

107. 八珍汤（《正体类要》）

【组成】煅自燃铜 10g　乳香 10g　茯苓 10g　炙甘草 5g　川芎 6g　当归 10g　熟地 10g　白芍 10g　生姜 3 片　大枣 2 枚

【主治】损伤中后期气血俱虚。

【用法】清水煎服，每日 1 剂。

108. 虎潜丸（《丹溪心法》）

【组成】虎骨（用代用品）2 份　干姜 1 份　陈皮 4 份　白芍 4 份　锁阳 2 份半　熟地 4 份　龟甲（酒炙）8 份　黄柏 16 份　知母（炒）2 份

【主治】损伤之后肝肾不足，筋骨痿软，腿足瘦削，步履乏力等症。

【用法】为末，用酒或米糊制丸如豆大小。每服 10g，每日 1~2 次，空腹淡盐汤送服。

109. 八仙逍遥汤 (《医宗金鉴》)

【组成】防风 3g　荆芥 3g　川芎 3g　甘草 3g　当归 6g　苍术 10g　丹皮 10g　川椒 10g　苦参 15g　黄柏 6g

【主治】损伤后淤肿疼痛，或风寒湿邪浸注，筋骨疼痛。

【用法】煎水熏洗患处。

【按语】跌仆损伤，瘀血留滞，形气俱伤，则肿硬疼痛；或是伤后感受风寒湿邪，痹阻经络，则筋骨疼痛，肢体肿胀。治当祛风胜湿、舒筋活络之法。方中苍术、防风、荆芥祛风胜湿；川椒温中运湿；川芎、当归、丹皮活血舒筋，消肿止痛；苦参、黄柏清热燥湿；甘草调和诸药。合而用之，可使风散湿除，经络舒通，则肿痛自解。

110. 疏风养血汤 (《伤科补要》)

【组成】荆芥 9g　羌活 6g　防风 6g　当归 12g　川芎 12g　白芍 9g　秦艽 9g　薄荷 4g　红花 6g　天花粉 12g

【主治】损伤后复感风寒者。

【用法】水煎服。

【按语】伤后瘀血未尽，复感风寒，留滞经络，气血欠通，则关节疼痛，恶寒发热。治当活血祛瘀、疏风祛湿之法。方中荆芥、薄荷疏散外感风寒之邪；防风、秦艽、羌活祛除经络之湿滞；川芎、红花、当归、白芍消散未尽之瘀血；天花粉消仆损瘀血。合而成方，可使经络通，风湿除，则关节自如。

111. 增液汤（《温病条辨》）

【组成】玄参30g　麦冬25g　生地25g

【主治】损伤后津液耗损，口干咽燥，大便秘结，或习惯肠燥便秘。

【用法】水煎服。

112. 珠碧沉香散（许书亮经验方）

【组成】珍珠5g　琥珀25g　梅片5g　沉香50g　橘皮50g 京墨50g　秋石丹50g　柿霜粉50g

【主治】跌打损伤所致之吐血、咳血、痰喘症重者。

【用法】诸药依法共研为极细末，密封备用。重症每用2～3g，日3～4次；轻症1.5～2g，日2～3次。温开水送下。

【按语】全方具有凉血止血、降气定喘、止咳化痰之功效。胸胁、腰腹部等较重跌打损伤，常致吐血、咳血、咳嗽、痰喘等症。用于临床二十多载，使用方便，确有奇效。如若陈伤之咳、吐血，病人体虚，且治之难以收功者，以此药散20g，麦芽糖（膏）250g，调匀后隔水炖。共分10次服。每天2～3次，温开水下。

113. 香砂六君子汤（《正体类要》）

【组成】人参　白术　茯苓　甘草　陈皮　半夏　香附　砂仁　藿香

【主治】损伤后期，或痈疽、骨病日久中气虚弱，呕恶少食等症。

【用法】水煎服。

114. 人参养荣汤（《太平惠民和剂局方》）

【组成】党参 10g　白术 10g　炙黄芪 10g　炙甘草 10g　陈皮10g　肉桂心 10g　当归 10g　熟地 7g　茯苓 7g　远志 5g　白芍10g　大枣 10g　生姜 10g

【主治】损伤后期气血虚弱或虚损劳热者。

【用法】做汤剂，则水煎服，其中肉桂心焗冲服，日 1 剂。亦可以做丸剂，每服 10g，日 2 次。

【按语】损伤后期，气血虚弱，筋骨失养，则肌肉萎缩，肢体乏力；心主血，其华在面，心藏神，心失所养，则面黄心悸，失眠多梦；血虚阳浮，则发热；气血不足，则疮疡溃后久不愈合等，皆由气血两虚所致。治当益气补血、养心安神之法。方中党参、黄芪、白术、茯苓、炙甘草、当归、白芍、熟地益气补血；远志养心安神；桂心温通心阳，以助生化；陈皮理气消滞，合上药可使补而不滞；姜、枣调和中焦，与诸药合用，可使气血充养，肌肉温煦，筋骨强壮，则诸症可除。

115. 万灵膏（《医便》）

【组成】伸筋草　透骨草　紫丁香根　当归　自然铜　没药　血竭各30g　川芎25g　半两钱一枚（醋淬）　红花30g　川牛膝　五加皮　石菖蒲　苍术各25g　广木香　秦艽　蛇床子　肉桂　附子　半夏　石斛　萆薢　鹿茸各10g　虎胫骨（用替代品）一对　麝香6g　芝麻油5000ml　黄丹2500g

【主治】损伤后期，寒湿侵袭，麻木疼痛。

【用法】上药如法制成膏药备用，贴患处。

【按语】本方主治跌打损伤后期，经脉中陈瘀残留，或为风寒湿邪入侵，气血不得宣通，出现的酸、麻、胀、痛，活动障碍者。针对筋骨软弱，气血不畅，风寒湿邪留滞的病理，而立行气活血、祛风寒湿、强筋壮骨之法。方中伸筋草、透骨草、当归、川芎、红花、没药、麝香活血祛瘀之品，以治未尽之瘀血；丁香、木香、菖蒲行气消滞，与活血药配伍，专治气滞血瘀，以促进行血化瘀之功；秦艽、五加皮、蛇床子、萆薢、半夏、苍术善祛经络之风湿；附子、肉桂、虎胫骨祛筋骨之风寒，与祛风湿药合用，共祛经络中风寒湿之邪；鹿茸、牛膝、血竭、古钱、自然铜、石斛补益肝肾，强壮筋骨。诸药合用，筋骨强壮，气血畅通，风湿以除，则麻木痹痛自愈。

116. 补肾活血汤（《伤科大成》）

【组成】熟地10g　杜仲3g　枸杞子3g　补骨脂10g　菟丝子

10g 归尾3g 没药3g 山萸肉3g 红花2g 独活3g 淡苁
蓉3g

【主治】伤患后期各种筋骨酸痛无力等症，尤以腰部伤患
更宜。

【用法】水煎服。

【按语】损伤后期，肝肾亏损，筋骨失养，则腰膝无力，痿
软作痛，尤以腰部为甚，是虚中有实，瘀滞湿阻，经脉不畅之
故。治当补益肝肾，强壮筋骨，佐以活血止痛之法。方中熟地、
杜仲、菟丝子、补骨脂、枸杞、山萸肉、淡苁蓉填补精血，强壮
筋骨，先天禀赋不足，年老体弱，伤后致虚者，尤宜大剂补益肝
肾、强壮筋骨之品；配以归尾、红花、独活、没药活血祛瘀，通
络止痛，治痹阻之余患，且可兼制上述补益之品，以免滋腻
之弊。

117. 荆芥饮子（《太平圣惠方》）

【组成】荆芥30g 大黄（微炒）60g 川芎30g 蒲黄30g
桃仁（汤浸去皮尖麸炒）30g 当归（微炒）30g 桂心30g 甘
草（炙）15g 䗪虫（去翅足微炒）30枚

【主治】伤损后腹中疼痛瘀血不出，令人短气，大小便不通。

【用法】细锉和匀，分为10服，每服以水一大盏煎至五分去
滓，每于食前温服，候下尽恶血为度，后便服补益丸散。

118. 解毒消炎汤（刘柏龄经验方）

【组成】金银花 50g　玄参 50g　当归 50g　白花蛇舌草 25g
赤芍药 25g　甘草 15g　守宫 2 条。

【主治】清热解毒，消肿止痛。治疗急慢性骨髓炎及化脓性关节炎等。

【用法】水煎 300ml，分 3 次温服，每日服 2～3 次。

【按语】高热不退，一般为火毒炽盛，病机在进，宜加穿心莲、栀子以利三焦清热解毒；肿胀不消，乃湿热内蕴，经络阻隔，可加薏米仁、土鳖虫以利湿热，通经祛瘀；排脓不畅，为经络郁遏，滞而不宣，可加穿山甲（炮）、皂角刺以通络化滞，促其溃穿；窦道较深，疮口经久不敛，乃属气血两虚，不能脱腐生新，宜加黄芪、党参、白术等，以收"虚则补之""损则益之"之功。

119. 独圣散（《伤科汇纂》）

【组成】姜制香附

【主治】伤后血凝气滞之疼痛。

【用法】为散，水煎服，每服 9～12g。

120. 十全大补汤（《医学发明》）

【组成】党参 10g　白术 12g　茯苓 12g　当归 10g　川芎 6g
熟地黄 12g　白芍 12g　黄芪 10g　炙甘草 5g　肉桂 0.6g（焗冲

服）

【主治】损伤后期气血衰弱，溃疡脓清稀，自汗，盗汗，萎黄消瘦，不思饮食，怠倦气短等症。

【用法】水煎服，日1剂。

121. 健脾养胃汤（《伤科补要》）

【组成】党参　黄芪　怀山药各15g　当归身12g　白术　茯苓　白芍　泽泻各10g　小茴香6g　陈皮5g

【主治】损伤后脾胃功能失调者。

【用法】水煎服。

【按语】损伤后期，脾胃虚弱，运化失司，湿盛气滞，肝失所养，则见食少腹泻、胁痛不舒、四肢乏力等症，治当健脾和肝、益气养血之法。方中党参、黄芪、白术、怀山药健脾益气；当归、白芍和肝养血，与参、芪合用，则体现肝脾并调法；脾虚则湿盛气滞，故以茯苓、泽泻、陈皮、小茴香行气渗湿，使气行湿化，湿化则脾健，脾健则肝亦得养。

122. 苏木煎（《简明正骨》）

【组成】苏木　韩信草各30g　卷柏9g　艾叶30g　羌活　牛膝各9g　伸筋草　鸡血藤各30g

【主治】损伤后期关节僵凝，气血停滞之症。

【用法】水煎洗。

123. 蠲痹汤（《百一选方》）

【组成】羌活 6g　姜黄 6g　当归 12g　赤芍 9g　黄芪 12g
防风 6g　炙甘草 3g　生姜 5 片

【主治】损伤后风寒趁虚入络者。

【用法】水煎服。

124. 提毒散（刘柏龄经验方）

【组成】乳香（炙）25g　没药（炙）25g　血竭 20g　轻粉
5g　蜈蚣 10 条　蟾酥 2g　冰片 1g　麝香 0.5g

【主治】祛腐生肌，治疗慢性骨髓炎、骨关节结核，窦道形
成经久不敛者。

【用法】其为极细面，用时撒疮口，上盖玉红膏或贴膏药。
如窦道较深，用此药粉 5g 加枯矾面 2.5g，再将黄蜡 15g 溶化后
与该药调匀，就热搓成药条（即成蜡矾提毒条），凉透后插瘘管
内，上贴膏药，隔日换药一次。

125. 大成汤（《外科正宗》）

【组成】当归 10g　木通 10g　枳壳 10g　厚朴 10g　苏木 12g
大黄 12g　芒硝 12g（冲服）　川红花 6g　陈皮 6g　甘草 6g

【主治】跌仆损伤后气分受伤，昏睡、二便秘结者；或腰椎
损伤后伴发肠麻痹腹胀。

【用法】水煎服。

【按语】跌打损伤，血离经脉，瘀血内蓄，则肚腹胀满而痛；气滞血瘀，肠道失运，则胀痛拒按，大便不通；气化不行，小便不利；瘀积化热，则舌红苔黄；瘀血攻心，则心神烦乱，昏睡欲死等。治当活血化瘀、攻下利水之法。方中重用大黄，攻下逐瘀为君；配以红花、当归、苏木助大黄攻逐瘀血；伍芒硝助大黄泻热逐瘀，共为臣药；血瘀气滞，故以枳壳、厚朴、陈皮助大黄、芒硝泻实破积，又协红花、苏木、当归行气化瘀，还能理气消胀，合木通则行气利水，共为佐药；甘草为使，调和诸药，以成其功。

126. 麻桂温经汤（《伤科补要》）

【组成】麻黄　桂枝　红花　白芷　细辛　桃仁　赤芍甘草

【主治】损伤之后风寒客注而痹痛。

【用法】按病情决定剂量，水煎服。

【按语】伤后残瘀未尽，风寒湿邪乘虚而入，寒瘀凝滞，痹阻经脉，气血运行不畅，则关节疼痛，屈伸不利，遇寒则痛剧；舌淡脉紧等均为寒湿瘀凝之故。治当温经散寒、祛瘀止痛之法。方中麻黄、桂枝、细辛、白芷温经散寒，通络止痛；红花、桃仁、赤芍活血祛瘀，散结止痛；甘草调和诸药。全方配伍，可使寒散瘀祛络通，则疼痛自除。

127. 活络效灵丹(《医学衷中参西录》)

【组成】当归15g 丹参15g 乳香15g 没药15g

【主治】伤后气血凝滞,经络不通,伤处疼痛或麻木酸胀。

【用法】水煎服。若为散,一剂分作4次,温酒送下。

128. 蟹墨膏(宋贵杰经验方)

【组成】螃蟹4只 古墨粉60g 麝香10g 炒地龙30g 蜈蚣210g 全蝎15g

【主治】功能清热祛风,解散结滞,消肿止痛,主治膝关节损伤、感染、结核等。

【用法】螃蟹捣成泥状,除麝香外的其他药均研成细末,再用研钵磨细麝香,然后加香油适量,最后把上药调匀成软膏。

使用时,取适量药膏,平摊于两层麻纸上,敷于患处,用绷带包扎,胶布粘好。4日换药1次,一般5~6次即可。若皮肤过敏者,可在伤部先放薄纱布一块,然后再敷药。

【按语】螃蟹味咸性寒,有小毒,软坚、清热散瘀的作用最强。地龙咸寒,散瘀清热,所含蚯蚓解热碱有退热作用,蚯蚓素有溶血作用。蜈蚣咸温,温经散瘀、通络止痛,含溶血蛋白质,对结核杆菌等病原体也有抑制作用;全蝎毒素有非常强大的溶血作用,能促进新生血管床的建立,在骨科、外科有着非常广泛的应用前景。麝香芳香化浊、清热解毒作用显著,有着极好的渗透作用。古墨凉血止血、淡渗利湿、清热解毒之力也非常突出。上药配合对关节，特别是膝关节损伤、积液、血肿，以及关节增生、变性等有着明显的散结消肿止痛的治疗效果。

129. 大承气汤（《伤寒论》）

【组成】大黄20g（后下）　厚朴15g　枳实15g　芒硝15g（冲服）

【主治】损伤后出现腹满拒按，且潮热，喘不得卧，大便不通等症。

【用法】水煎服。

130. 四物汤（《太平惠民和剂局方》）

【组成】川芎6g　当归10g　白芍12g　熟地黄12g

【主治】伤患后期血虚之证。

【用法】水煎服。

131. 消疽散（孙绍良经验方）

【组成】土豆、白矾等量药研为细末

【主治】清热解毒，消肿止痛。可用于急慢性化脓性骨髓炎及疔疱痈疽之症，还可用于皮肤病如湿疹、毛囊炎、乳腺炎、神经性皮炎、带状疱疹等。

【用法】以蜂蜜水（蜂蜜1份，开水2份）调药为膏，外敷于患部，每日一换。

132. 左归丸 (《景岳全书》)

【组成】熟地黄4份　怀山药2份　山萸肉2份　枸杞子2份　菟丝子2份　鹿角胶2份　龟板2份　川牛膝2份　蜜糖适量

【主治】损伤日久或骨疾病后，肾水不足，精髓内亏，腰膝腿软，头晕眼花，虚热盗汗等症。

【用法】药为细末，炼蜜为丸如豆大，每服10g，每日1~2次，饭前服。

133. 右归丸 (《景岳全书》)

【组成】熟地黄4份　怀山药2份　山萸肉2份　枸杞子2份　菟丝子2份　杜仲2份　鹿角胶2份　当归1份半　附子1份　肉桂1份　蜜糖适量

【主治】骨及软组织伤患后期，肝肾不足，精血虚损而致神疲气乏，或心跳不宁，或肢冷软无力。

【用法】共为细末，炼蜜为小丸。每服10g，每日2~3次。

134. 四生散 (《太平惠民和剂局方》)

【组成】生乌头15g　生南星90g　生半夏210g　生白附子60g

【主治】损伤后期，风寒邪侵，肿瘤疼痛。

【用法】共为细末，醋或蜂蜜调敷患处。

135. 紫连膏（吴乃凤经验方）

【组成】生黄连60g　生黄柏50g　生地100g　当归100g　紫草50g　冰片10g　凡士林1000g

【主治】清热解毒，祛腐生肌。用于一切溃疡、烫伤、烧伤外涂创面。

【用法】先将黄连、黄柏、生地、当归放入凡士林中，文火煎热至黄柏呈枯黄色再缓慢放入紫草，约15分钟至凡士林呈紫红色将药渣过滤。待凡士林冷却冻结之前，将冰片研成细末放入搅匀即成，也可制成油纱布。

136. 独活寄生汤（《千金方》）

【组成】独活6g　防风6g　川芎6g　牛膝6g　秦艽12g　杜仲12g　当归12g　茯苓12g　桑寄生18g　党参12g　熟地黄15g　白芍10g　细辛3g　甘草3g　肉桂2g（焗冲）

【主治】腰脊损伤后期，肝肾两亏，风湿痛及腿足屈伸不利者。

【用法】水煎服，可复煎外洗患处。

137. 补中益气汤（《东垣十书》）

【组成】黄芪15g　党参12g　白术12g　陈皮3g　炙甘草5g　当归10g　升麻5g　柴胡5g

【主治】损伤后元气亏损，气血虚弱，中气不足。

【用法】水煎服。

138. 四君子汤（《太平惠民和剂局方》）

【组成】党参 10g　白术 12g　茯苓 12g　炙甘草 6g

【主治】损伤后期中气不足，脾胃虚弱，肌肉消瘦者。

【用法】水煎服，日 1 剂。

139. 琥珀祛瘀活血汤（麦少卿经验方）

【组成】琥珀 3g（冲服）　蒲黄 6g　乳香 6g　没药 6g　当归 9g　生地 9g　赤芍 4g

【主治】损伤后血肿。

【用法】水煎服。

【按语】琥珀、蒲黄活血化瘀，通经利水，琥珀更有镇惊安神作用。蒲黄、生地、赤芍，清热、凉血、止血，二者协同达到"止血不留瘀"，"血行水则消"。乳香、没药活血通络，消肿止痛，可缓解外伤性疼痛。方中加当归以活血养血，达到化瘀而不伤正，更加木香以行气活血，气行则血行，有助于畅通气机促其液化，本方组成对新的头部外伤性血肿均有效。

对于血肿的治疗，中医学有血无止法的论点，主张活血化瘀方法，达到血活止血去消肿。外伤血肿早期多伴有血热肿痛，治疗宜以活血清热凉血，消肿止痛。血肿中晚期宜以活血化瘀，通经利水。本方以活血祛瘀、行气利水为主，达到改善微循环、抗渗出及利尿的作用。本方的琥珀为君药，具有活血化瘀、通经利水功效，对头部外伤有镇静作用。治疗头皮帽状腱膜下血肿，可不经穿刺治疗，对颅脑内伤也有所帮助。

140. 参苓白术散（《太平惠民和剂局方》）

【组成】白扁豆12g　党参12g　白术12g　茯苓12g　炙甘草6g　怀山药12g　莲子肉10g　薏苡仁10g　桔梗6g　砂仁5g　大枣4枚

【主治】损伤后期气血受损，脾失健运。

【用法】水煎服。亦可制散服，其中大枣煎汤送散服。

141. 金铃子散（《太平圣惠方》）

【组成】金铃子（川楝子别名）　延胡索各等量

【主治】跌仆损伤后心腹胸胁疼痛，时发时止，或流窜不定者。

【用法】共为细末，每服9～12g，温开水或温酒送下，每日2～4次。

142. 骨髓炎骨结核方（吴乃凤经验方）

【组成】蜜通花根500g

【主治】慢性骨髓炎，骨结核。

【用法】泡酒2kg，早晚服10ml。

【按语】此方是采取云南通海地区民间中草药蜜通花根泡酒内服，不能喝酒者可用蜜通花根30g水煮或开水浸泡后当茶饮用。当有溃疡、窦道时配合紫连膏外敷，有死骨时手术取出后用此药，本药服药时间不限，直至骨髓炎症状消失后 3~6 个月。

143. 石斛丸 (《太平圣惠方》)

【组成】石斛（去根）　牛膝（去苗）　杜仲（酒炙微黄）　肉苁蓉（酒炙一宿刮去粗皮炙干）　附子（炮裂去皮脐）　桂心　木香　丹皮　黄芪　熟地各90g　狗脊　川芎　萆薢　羌活　山茱萸　鹿茸（酥至微黄）　防风　槟榔　党参各45g。

【主治】打仆损伤后虚弱。

【用法】上为末，炼蜜丸，如梧桐子大，每服 30 丸，温酒送下，日 3 服。

144. 生肌散软膏 (麦少卿经验方)

【组成】熟石膏4500g　炉甘石2500g　生石膏1000g　甘草250g　冰片100g（各研成细末）　凡士林10000g

【主治】新旧创伤感染，腐肉已尽的溃疡创面，或皮肤张力性水疱，新鲜刀剑伤或手术后创口裂开。急性炎症期腐肉末尽忌用。

【用法】配制时先将甘草加水 1000ml，煎煮浓缩成 300ml，加入生石膏混合后晒干研末，再以熟石膏、炉甘石及冰片一起加入凡士林（火上溶解）均匀搅拌，调成软膏备用。

【按语】本药对创面具有控制感染、收敛生肌作用，长期使用安全可靠。对新创伤的创面及外科疮疡后期，只要无急性炎症及腐肉存在均可应用，换药对创面脓性分泌增多，并非坏现象，并不影响创面的生肌收口，即中医学煨脓长肉。当创面之分泌物逐渐减少时，可改 2~3 天换药一次，以减少创面的刺激，有益于创面的愈合。

145. 黑虎丹（《伤科秘方》）

【组成】麻黄（洗净去节用）　苍术　何首乌（制）　乳香　没药　石斛　川芎　白芷　防风　川乌（制）　草乌（制）　甘草　当归　荆芥　细辛　两头尖　黑豆各等量（1500g）

【主治】关节伤后外受风寒，失去灵活，风寒风湿内阻，关节肿胀，筋骨酸痛，手足麻木，筋虚无力。

【用法】共末，炼为蜜丸。病在上身者早晨服，在下身者晚间服，全身者，2 次服。轻者每服 1 丸，重者加倍。开水化服。胃寒者，用姜汤化服，服药以微汗为佳。年老体亏者及未成年者，减半服之。

146. 桂枝附子汤（《伤寒论》）

【组成】桂枝 12g　附子（炮）9g　甘草（炙）6g　生姜（切）9g　大枣 4 枚

【主治】伤损之后，风湿相搏之痹而偏于风气胜者，身体疼痛，不能转侧，痛甚者。

【用法】水煎服。

147. 玉真散（《外科正宗》）

【组成】生南星　白芷　防风　羌活　天麻　白附子各等量

【主治】创伤后项强口噤欲死或破伤风。

【用法】内服每次 1～2 锭。外用醋磨涂。

148. 养血止痛丸（河南省洛阳正骨医院内部制剂）

【组成】黄芪　当归　白芍　丹参　鸡血藤　秦艽等

【主治】损伤后期，气血虚瘀滞，肌肉消瘦发硬、活动不利，关节疼痛、肿胀，活动受限等症。

【用法】口服，每次 1 袋，每日 2 次或遵医嘱，温开水送服。

【注意事项】孕妇忌用。

149. 大活络丹（《兰台轨范》）

【组成】白花蛇 100g　乌梢蛇 100g　草乌 100g　威灵仙 100g　两头尖 100g　天麻 100g　全蝎 100g　首乌 100g　龟板 100g　麻黄 100g　贯众 100g　炙甘草 100g　羌活 100g　肉桂 100g　藿香 100g　乌药 100g　黄连 100g　熟地黄 100g　大黄 100g　木香 100g　沉香 100g　细辛 50g　赤芍 50g　没药 50g　丁香 50g　乳香 50g　僵蚕 50g　天南星 50g　青皮 50g　白豆蔻 50g　骨碎补 50g　安息香 50g　黑附子 50g　黄芩 50g　茯苓 50g　香附 50g　玄参 50g　白术 50g　防风 125g　葛根 75g　虎胫骨（用替代品）75g　当归 75g　血竭 25g　地龙 25g　犀角（用替代品）25g　麝

香 25g　松脂 25g　牛黄 7.5g　龙脑 7.5g　人参 150g　蜜糖适量

【主治】跌打损伤后期筋肉挛痛及痿痹等症。

【用法】为细末，炼蜜为丸。每服 3g，日服 2 次，陈酒送下。

150. 活血散（杜自明经验方）

【组成】乳香　没药　血竭　贝母　羌活　南木香　厚朴　川乌　白芷　麝香　紫荆皮　生香附　炒小茴香　甲珠　煅自然铜　独活　续断　虎骨（用替代品）　川芎　木瓜　上安桂　当归

【主治】止血舒筋，活血散瘀，理气镇痛。用于久伤不愈，经血不和，创伤出血，伤后肿胀，疼痛瘀血。

【用法】共研成末，开水冲调成糊状外敷。

151. 加味益气丸（河南省洛阳正骨医院内部制剂）

【组成】黄芪　党参　柴胡　升麻　当归　山药　牛膝　陈皮等

【主治】损伤后期气血亏耗，肝肾不足所致的神倦乏力，面色萎黄，腰膝酸软，下肢浮肿等症。

【用法】口服，每次 1 袋，每日 2～3 次，温开水送服。

【注意事项】孕妇忌用。

152. 防风根汤（《杂病源流犀烛》）

【组成】防风根 15g　白术 10g　当归 10g　姜黄 10g　生黄芪 10g　桑枝 30g

【主治】损伤后期筋络虚而作痛。

【用法】水煎服，可复煎药渣外洗患处。

153. 白药膏（李广海经验方）

【组成】煅石膏粉 500g　凡士林 60g　麻（生）油 60g

【主治】凉血祛瘀，止痛生肌，用于新伤积瘀，或积瘀化热红肿痛者。

【用法】用麻（生）油将凡士林并入溶化，放入煅石膏粉，调匀成膏，备用。将白药膏涂在油纸或纱布上，敷患处，每天换药 1 次。

154. 生肌玉红膏（李广海经验方）

【组成】当归 60g　甘草 60g　白芷 15g　红条紫草 6g　血竭 12g　轻粉 12g　麻油 500g　白蜡 120g

【主治】止痛生肌。用于创伤或感染者。

【用法】用麻油将上药煎取汁，入白蜡成膏。将药膏涂在纱布上敷伤口，每天换药 1 次。

附:《伤科汇纂·补遗》

耀山云:按症立方,配以君臣佐使,行入经络,各有专能,合而成功,果称神奇。然药有单行独效者,其功胜倍,其药最广,盖以群药而疗一症,不若一味而治多为简便也。古云:多品合丸,其力不专。俗云:识得单方一味,可以气杀名医。是集凡关损伤咬伤者,古方备录,似属无漏。外有先世秘传,以及名家口授试验之方,法古证今,重为考订,详其根叶枝苗,叙其性效功能,一一补述,非改云全,聊以备选,庶使阅之者,无复遗憾也。

水,在井泉初汲者曰井华水,在江河新汲者曰新汲水,治坠损肠出,冷喷其身面,则肠自入。金疮血出不止,冷水浸之即止,又故布蘸热汤裛之亦止。犬咬血出,以冷水洗至血止,绵裹之效,屋漏水洗亦效。打伤眼睛突出一二寸者,以新汲水灌渍睛中,数易自入。蝎虿螫伤,以水浸故布搨之,暖即易之愈,热汤渍之亦愈。蛇绕不解,热汤淋之即解。磨刀水治蛇咬毒攻入腹。猪槽水疗蛇咬疮,浸之。

赤土,山土也,主汤火伤,研末涂之,或井底泥涂之,或醋调黄土涂之,并效。黄土者,掘地三尺下土也,治攧扑欲死,黄土蒸热布裹熨之。杖疮未破，干黄土与童便入鸡子清调涂，干则易之。地上土，治蜈蚣、蠼螋、蜂、蚁螫伤。蚯蚓屎，名六一泥，治蛇、犬、蜈蚣咬伤。屎坑泥，治蜂蝎诸虫咬，取涂之。床脚下土，治猘犬咬，和水傅之，灸七壮。檐溜下泥，治猪咬蜂螫蚁叮蛇伤毒，并取涂之。土蜂窠、驴尿泥，并涂蜘蛛咬。门臼尘、香炉灰，并止金疮血。田中泥烧作瓦，屋上年深者兽头瓦，研末涂汤火伤。墙脚下便溺处瓦，醋煅为末，酒服，治折伤，接骨神效。

黑铅，治蛇蝎所咬，灸热熨之。铅性又能入肉，故女子以铅珠纤耳，即自穿孔；实女无窍者，以铅作铤，逐日纤之，久久自开。凡人诸窍被伤而闭塞者，以铅针纤之，无不通矣。

赤铜屑，能焊人骨及六畜有损者，细研酒服，直入骨损处，后六畜死，犹有焊痕可验。又定州崔务坠马折足，医者取铜末和酒服之遂瘥，及亡后十年改葬，视其胫骨折处，犹有铜束之也。

自然铜，治折伤，消瘀血，续筋骨。昔有人以自然铜饲折翅胡雁，后遂飞去。今人治跌打仆损，研细水飞过，同当归、没药等分，以酒调服，仍以手摩痛处神效。恐新出火者有火毒，与金毒相煽，挟以香药之热毒，虽有接骨之功，宜防燥散之祸。李时珍曰：自然铜接骨之功，与铜屑同，不可诬也。但接骨之后，不可常服，即便理气活血可耳。白铜矿、菜花铜，皆天生者，亦自然铜之类，并治伤拟，续筋骨。又钱花铆，乃铸钱炉中黄沫，煅研畜之，能续筋骨。

铜钴锅，即铜熨斗也，治折伤，接骨，捣末研飞，和少酒服二方寸匕效。

铁衣，即铁锈也，治汤火伤，青竹油磨搽之；蠼螋尿疮，唾涎磨搽之；蜘蛛咬，蒜磨涂之；蜈蚣咬，醋磨涂之，并效。铁浆，铁渍水之汁也，治蛇咬虎狼毒刺恶虫等啮，服之毒不入内也，兼解诸毒入腹。

玉有五色，汉朝者古，能疗金疮，摩瘢痕。昔献帝遭李榷乱被伤，伏后刮玉钗以复于疮，应手即愈。又《王莽遗孔休玉》曰：君面有疵，美玉可以灭瘢。

雄黄，能杀百毒，辟百邪，人佩之鬼神不敢近，入山林，虎狼伏，涉川水，毒不敢伤，雌黄亦杀蜂、蛇毒。

无名异，川广山中小黑石子也，治金疮折伤，止痛接骨。昔人见山鸡被网，损其足脱去，衔一石摩其损处遂愈，人因传之。按《物理小识》云：无名异出西海州，烧炭之下，百木之精也，一名药木胶。胡人折鸡胫，磨酒沃之，逡巡能行。是则无名异有石者、木者两种。又蜜栗子，状如蛇黄而有刺，上有金线缠之，紫褐色，亦无名异之类也，治金疮折伤皆有效。

花乳石，一名花蕊石，刮末止金疮血，以硫黄制为散，治一切金刃箭镞伤，及打仆伤损，狗咬至死者，以药掺伤处，其血化为黄水，再掺便活，更不疼痛。如内损血入脏腑，煎童便入酒少许，热调一钱服立效。牲畜抵伤肠出不损者，急纳入，桑白皮线缝之，掺药血止立活，此石之功，非寻常草木之比也。

石灰，陈久者良，千年者佳，疗金疮止血大效。古墓中石灰名地龙骨，以大黄制为桃花散，止血第一。水龙骨，即舱船油石灰，治金疮跌仆伤损，破皮出血，煅过研细水飞，掺之即愈，又名败舡茹，刮末治金疮，功同牛胆石灰。按李时珍曰：石灰乃止血之神品也，但不可着水，着水恐即腐烂。

代赭石，血分药也，火煅醋制，内服平肝，外敷止金疮血，长肌肉。

菩萨石，其质六棱，大如枣栗，映日莹洁，小者如樱，五色粲然，亦石英之类也。消仆损瘀血，水磨服之，蛇虫蜂蝎狼犬毒箭等伤，并研末傅之。

滑石，发表利水，行滞逐凝血，止金疮血出。

石青，即画家所用之大青，治折跌痈肿，金疮不瘥。

石蚕，生海岸石旁，状如蚕，其实石也，治金疮，止血生肌有效。

石油，色如肉汁，作雄硫气，针箭入肉药中用之。

盐药，生海西南，雷、罗诸州山谷，似芒消末细，入口极冷，治蛇虺恶虫药箭镞毒，并摩傅之，甚者水化服。又解独白草箭毒，按独白草，即草乌也。

特蓬杀，味苦寒无毒，主折伤，内损瘀血，烦闷欲死者，酒消服。南人毒箭中人，及深山大蝮伤人，速将病人顶上，十字劈出血水，药末敷之，并傅伤处，当上下出黄水数升，则闷解。俚人重之，以竹筒盛带于腰，以防毒箭。出贺州山内石上，形如碎石，乃硇砂之类也。

半边莲，小草也，生阴湿地，细梗引蔓，节节生细叶，秋开小花，淡红紫色，止有半边，如莲花状，故名。又呼急解索，治蛇虺伤，捣汁饮，以滓围敷之。又鬼臼，名独脚莲，亦治蛇毒并射工中人。或有谓半枝莲者，诸书无考，恐俗传之讹也。

蛇含草，治蛇虺蜂毒，蜈蚣蝎伤，及金疮出血，并捣傅之。昔有田父，见一蛇被伤，一蛇含一草着疮上，经日伤蛇乃活而去，田父因取草治蛇疮皆验，遂名蛇含草也。其叶似龙牙而小，背紫色，故俗名小龙牙，又名紫背龙牙，当用细叶有黄花者佳，人家种之，辟蛇。《抱朴子》云：蛇含膏能连断指，方俟考。

蚕茧草，生湿地，如蓼大，茎赤花白，治诸虫如蚕类咬人，恐毒入腹，煮服之，亦可捣傅。

蛇茧草，生平地，叶似苦枝而小，节赤，高一二尺，种之辟蛇，治蛇虺毒虫等螫，取根叶捣傅咬处，当下黄水愈。关东一种，状如芋，茎方节赤，挪傅蛇毒如摘，亦似蛇茧草。又一种草，茎圆节赤似竿，亦傅蛇毒，皆同类异种也。

蛇莓草，附地蔓生，节节生根，每枝三叶，叶有齿刻，开小黄花，结实鲜红，捣汁饮，治射工溪毒，傅蛇伤及汤火伤。

蛇床子，能散踢扑瘀血，煎服汤洗皆可。

蛇眼草，生古井中及年久阴下处，形如淡竹叶，背后皆是红圈，如蛇眼状，治蛇咬，捣烂傅患处。蛇鱼草，其苗叶未详，治金疮血出不止，捣傅之。

草犀根，生衢婺洪饶间及岭南海中，苗高二三尺，独茎对叶而生，如灯台草，根若细辛，治虎狼虫虺所伤，溪毒野虫恶利等毒，并宜烧研服之，临死者亦得活，其解毒之功如犀角，故名草犀，牛水中者名水犀。

菴莒子，叶似菊叶而薄，多细丫，面背皆青，高者四五尺，其茎白色如艾茎而粗，八九月开淡黄细花，细实如艾实，实中有细子，极易繁衍，艺花者以之接菊，人家种之辟蛇，擂酒饮，治闪挫腰痛。孙思邈《千金翼》、韦宙《独行方》，主腕折瘀血，并单用庵简子，煮汁服，亦可末服。今人治打扑，多用此法，或饮或散，其效最速。

滴滴金，即金沸草，其叶捣傅金疮出血。

野鸡冠，即青葙子，其茎叶止金疮血。

铁扫帚，一名蠡实，生荒野中，就地丛生，一本二三十茎，苗高三四尺，叶中抽茎，开花结实，根细长，黄色可作刷故名，其实止金疮血，傅蛇虫咬。

牛蒡子之根叶捣碎，傅杖疮金疮，永不畏风，又名恶实，处处有之，叶大如芋叶而长，实似葡萄核而褐色，根有极大者，可作菜茹。

苍耳子之茎叶，捣汁服，治溪毒；和酒服，治沙虱射工等所伤；煮酒服，治狂犬咬毒。其叶似胡荽，白龙细茎蔓生，可煮为茹，滑而少味。

豨莶草，捣烂傅虎伤、狗咬、蜘蛛咬、蚕咬、蠼螋尿疮。此草气臭如猪而味莶，故谓之豨莶，又名虎膏、狗膏，皆因其气似，及治虎狗伤也。

天南星，治金疮折伤瘀血，生捣傅之，又涂蛇虫咬毒皆效。

半夏，生捣止金疮血，傅打扑肿，消瘀滞痕，能治五绝急病。五绝者，缢死、溺死、压死、冻死、惊死。并以半夏末纳入鼻中，心温者一日可活也。按：南星、半夏亦能散血，故破伤打扑皆主之。

菩萨草，生江浙州郡，凌冬不凋，秋冬有花直出，赤子如蒻头，冬月采根，治诸虫伤，捣汁饮，并傅之。

玉簪花叶，治蛇虺蝥伤，捣汁和酒服，以渣傅之，中心留空泄气。

荨麻草，生江宁山野中，其茎有刺，高二三尺，叶似花桑，或青或紫，背紫者入药，上有毛芒，触人如蜂虿螫蠚，以人溺濯之即解，治蛇毒，捣烂涂之。

坐拿草，生江西及滁州，六月开紫花结实，采其苗入药，治打扑伤损，能懵人，食其心则醒。

押不芦草，形似人参，生漠北回回地，酒服少许，即通身麻痹，加以刀斧亦不知，后以少药投之则醒。昔华佗能刳肠涤胃以治疾者，必此药也。用于接骨上髎，可免痛苦，惜其解醒之药不知何物也。

茉莉花根，以酒磨服一寸，则昏迷一日而醒，二寸二日，三寸三日。凡跌损骨节脱臼接骨者，用此则不知痛，或加羊踯躅、菖蒲等药酒服，以接骨上髎者用之。因踯躅有大毒，借石菖蒲引入心经，速于麻痹，不知疼痛，后用人参、甘草等剂解之，正气足而毒气退，其昏迷即解。

八角金盘，生江浙诸处，本高二三尺，秋开细白花，叶如臭梧桐而有八角，故名。凡跌打损伤疼痛，取近根皮煎服，即昏迷不苏，身如酒醉，次日可愈，惟弱者酌用之。《本草从新》云：此药味苦辛，性温毒烈，其气猛悍，能开壅塞停积，虚人慎之。

草乌头，形如乌嘴，其气锋锐，宜其通经络，利关节，寻蹊达径而直抵病所，煎为射罔，能杀禽兽，非气之锋锐捷利，能如是乎。凡风寒湿痹，宿痰死血，是其专司，跌打损伤方中亦有用者。昔富阳县吏，不问跌打闪挫，伤在何部，用白末药一小包，约重一二分，酒送服之，当即周身赶动，次日便愈，后有求其方者，乃草乌末也。

山芝麻，即闹羊花子，又名土连翘，有大毒，能祛皮肤中贼风痛痹。一农者以山芝麻用烧酒浸炒研末，酒服一匙，概治跌打损伤，疼痛难忍，求者接踵，因此秘以谋生，嗣用重礼，始得其方，然而医书频见，更添有他药也。按：草乌头、山芝麻，乃至毒之药也，用之有当，呆称神效，倘少过剂，性命攸关。解乌头毒者，用饴糖冲汤服之。解山芝麻毒者，煎栀子汤服之。因羊食而踯躅，故曰闹羊，亦名羊踯躅。

大虫杖，即虎杖，治仆损瘀血作痛及坠跌昏闷有效，并研末酒服。生田野下湿地，其茎似荭蓼，其叶圆似杏，其枝黄似柳，其花状似菊，色似桃花。

合子草，生岸旁，叶尖花白，子中有两片，如盒子样，捣傅蛇咬伤妙。

鲜葛根，捣傅蛇虫啮，罟毒箭伤，绞汁饮，治猘狗伤，并末傅之。五月五日午时，取根为屑，疗金疮断血，挪叶止金疮血亦效。

猫儿卵，即白蔹也，治刀箭疮，仆损打伤，及汤火伤，出恶刺，其苗作蔓，茎赤，叶如小桑，五月开花，七月结实，根如鸡鸭卵而长，三五枚同一窠，皮黑肉白。一种赤菝，功用皆同。

鹅抱根，生山林下，附石作蔓，叶似大豆，其根形似莱菔，大者如三升器，小者如拳，捣末酒服，解蛮箭药毒，有效。

黄药子，其茎高二三尺，柔而有节，似藤非藤，叶大如拳，长三寸许，其根外褐内黄，治蛇犬咬毒，研水服，并涂之。又海药仁，亦治蛇毒，破血消肿。

白药子，出原州，苗叶似苦苣，抽赤茎，长似壶芦蔓，开白花，结子亦名瓜蒌，治刀斧折伤，干末傅之，能止血痛，会州者叶如白菝，厥突国者良，潞州者次。

羊婆奶，一名萝藦，即江浙之羊角花藤也，其实似角，嫩时有白浆，裂时如瓢，其中一子有一条白绒，长寸许，俗名婆婆针线袋儿，捣子傅金疮，止血，捣汁傅蛇虫咬毒即消，蜘蛛伤频治不愈者，捣封二三度，能烂丝毒，即化作脓也。

山慈姑，叶如水仙花之叶，叶枯后，中抽一茎如箭簳，高尺许，茎端开花白色，亦有红色、黄色者，上有黑点，乃众花簇成一朵，如丝纽成，三月结子，有三棱，四月苗枯，其根状如慈姑，治蛇虫狂犬咬伤，其叶治溪毒生疮。

茅针花，夏花者为茅，秋花者为菅，二物功用相近。初生茅时，谓之茅针，挪傅金疮止血，花老时茸茸然，署刀伤止痛，茅根捣服名茅花汤，治仆损瘀血。

地榆，其叶似榆而长，初生布地，故名，功能止血，可作金疮膏，捣汁涂虎犬蛇虫伤。

紫参，幽芳也，五葩连萼，状若飞禽，俗名五鸟花，其根止金疮血，生肌定痛。

金不换，产广西，木本高三尺，叶序有三叉，生石隙中，味苦性凉，治跌打损伤，磨浓汁服之，又能止血，与三七苗名金不换者，性味不同。

三七，又名山漆，谓其能合金疮，如漆粘物也。一名金不换，贵重之称也。生广西南丹诸州番洞深山中。其根似白及者为参三七，有节者谓之水漆。此药近时始出南人军中，用为金疮要药，云有奇功。又云：凡杖扑伤损瘀血淋漓者，即嚼烂罨之立止，青肿者即消散，并治蛇伤虎咬，其叶亦治折伤跌仆出血，傅之即止，青肿经夜即散，功与根同。近传一种草，春生苗，夏高三四尺，叶似菊艾而劲厚，有歧尖，茎有赤棱，夏秋开花，花蕊如金丝盘纽可爱，而气不香，花干则吐絮，如苦荬絮，根叶味甘，治金疮折伤出血，及上下血病甚效，云是三七，而根大如牛蒡根，与南中来不类，恐是刘寄奴之属，甚易繁衍。

刘寄奴，一茎直上，叶似苍术，尖长糙涩而深，背淡，九月茎端分开数枝，一枝攒簇十朵小花，白瓣黄蕊，如小菊花状，花罢有白絮，其子细长，亦如苦荬子，六七月采苗及花子，通用止金疮血极效，兼治折伤瘀血在腹内者及汤火灼伤，并有殊功。按李延寿《南史》云：宋高祖刘裕，小字寄奴，微时伐荻新州，遇一大蛇，射之，明日往，闻杵臼声，寻之，见童子数人皆青衣，于榛林中捣药，问其故。答曰：我主为刘寄奴所射，今合药傅之。裕曰：神何不杀之？曰：寄奴王者，不可杀也。裕叱之，童子皆散，乃收药而反，每遇金疮傅之即愈，人因称此药为刘寄奴。

山荞麦，即赤地利，又名五毒草，茎赤，叶青似荞麦叶，开白花亦如荞麦，结子青色，根若菝葜，皮紫赤，肉黄赤，用根醋摩傅蛇犬虫蚕毒，亦可捣茎叶傅之，防毒内攻，急煮汁饮之。

石龙藤，即络石也，贴石而生，冬夏常青，其蔓折之有白汁，其叶细而昂，实黑而圆，有团叶、尖叶两种，功用皆同，治蝮蛇疮毒，心闷者煎汁服，并洗之，刀斧伤疮，为末傅之立瘥。

甜藤叶，生江南山林下，蔓如葛，味甘寒无毒，煎汁服，治剥马血毒入肉，捣烂傅蛇虫咬伤。

苦芺，凡物稺曰芺，此物嫩时可食，故以名之。初生有白毛，入夏抽茎有毛，开白花甚繁，结细实，烧灰疗金疮极验。

清风藤，一名青藤，生台州天台山，其苗蔓延木上，四时常青，治风湿麻痹，损伤肿痛，酒浸服。

紫金藤，又名山甘草，生福州山中，春初单生，叶青色，至冬凋落，其藤似枯条，采皮晒干，用消损伤瘀血，煎汁服之。

折伤木，生资州山谷，藤绕树木上，叶似荞草叶而光厚，采茎治伤折，筋骨疼痛，散血补血，酒、水各半漱浓汁饮之。

落雁木，生南海山野中，蔓生，四边如刀削，藤高丈畲，叶形如茶，无花实，取茎叶，治折伤内损诸疾，煮汁服之。

每始王木，生资州，藤绕树木上，叶似萝藦叶，治跌打伤折筋骨，能生肌破血止痛，以酒、水各半，煮浓汁饮之。

千里及藤，生道旁篱落间，叶细而原，宣湖间有之，捣烂傅狂犬毒，蛇咬伤。

风延莓，生南海山野中，蔓绕草木上，细叶，治蛇毒溪毒瘴气，并宜煎服。

万一藤，生岭南，蔓如小豆，一名万吉，主蛇咬，杵末，水和傅之。

紫背浮萍，晒干为末，傅汤火伤疮；煎汁和酒服，治打仆损伤。

田字草，生浅水，叶四分，故俗名天打头，治蛇毒入腹者，捣汁饮之。又田鸡草，即咸酸草，能活死蛙得名，生阴地，叶比花草子细小，治损伤，捣烂挫之。

虾蟆兰，叶如兰，虾蟆好居其下，故名，又名地菘，一名天明精，俗名鼓槌头草，根曰土牛膝，主金疮止血，解恶虫蛇螫毒，挪以傅之，立效。《异苑》云：宋元嘉中，青州刘憕射一獐，剖五脏，以此草塞之，蹶然而起，憕怪而拔草，便倒，如此三度，憕因密移此草种之，主折伤，愈多人，故又名刘憕草。

凤仙花，毒草也，虫蠹不食叶，蜂蝶不近花，故人家种之，以辟蛇虺，花白者良。治蛇伤，擂酒服之，其毒即解，根叶治杖扑肿痛，捣烂涂之，功能散血通经，软坚透骨，俗名透骨草者，即此花也。

白芷，芳草也，干高五寸以上，春生叶相对，婆娑紫色，阔三指许，花白微黄，入伏后结子，立秋后苗枯，二月、八月采根暴干用，治蛇伤，内服外敷皆效。又有用鲜白芷者，人所不知。浙东鉴湖，专门治毒蛇蠚伤，以整个鲜白芷在伤处同水擦洗，俟红肿消退，以雄黄、白矾等分为末，油调涂之立效。

猴姜，又名骨碎朴，因开元皇帝以其主伤折，补骨碎，故命此名，内服外敷皆效。

当归，治恶血上冲，仓卒取效，气血昏乱者服之即定，能使气血各有所归，当归之名因此。凡伤胎去血，金疮去血，拔牙去血，一切去血过多，心烦眩运，闷绝不省人事，当归二两，川芎一两，每用五钱，水七分，酒三分，煎七分，热服。如妊娠伤动，服此探之，不损则痛止，已损便立下，故谓神效佛手散。

川芎，乃血中之气药，血虚者宜之，气郁者亦宜之。如跌仆举重，损胎不安，或子死腹中者，川芎为末，酒服方寸匕，须臾一二服立出，不损者即安。

芍药，白者益脾，能于土中泻木；赤者散邪，能行血中之滞。凡跌打损伤方中皆宜用之，各有妙处。若金疮血出，白者炒黄为末，酒或米饮服二钱，仍以末傅疮上即止，良验。

鲜地黄叶，如山白菜，凡坠堕跞折，瘀血内留，鼻衄吐红皆捣汁饮之。如物伤睛突，捣烂连渣罨之。又竹木毒箭入肉及猘犬咬伤，并可捣汁飲，并涂之。其叶亦可捣傅损伤咬伤。按张狱《朝野金载》云：雉被鹰伤，衔地黄叶点之。效能盖本于此。《苏沈良方》言：《列仙传》有山图者，入山采药折足，仙人教令服地黄、元参、当归、羌活而愈，因久服，遂度世。东坡称其药性中和，有补虚益血祛风之功，故名之曰四神丹。

牡丹皮，能消仆损瘀血，接续筋骨，金疮内漏，泻血分之伏火，伏火即相火也，有四物之功，乃伤科之要药也。

郁金，破恶血，止金疮，姜黄，治仆损瘀血，功用皆相近，但郁金入心治血，而姜黄兼入脾治气，又能入臂治痛，理血中之气可知。

蓬术，消瘀血，止仆损痛，及内损恶血，三棱亦消仆损瘀血。但三棱色白属金，破血中之气，蓬术入肝，兼治气中之血，为不同尔。

马兰，二月生苗，赤茎白根紫花，长叶有刻齿，状似泽兰，但不香尔。破宿血，养新血，合金疮，止鼻红，涂蛇咬，皆有殊功。

鹿蹄，一名秦王试剑草，叶似堇菜而颇大，背紫色，春生紫花，结青实，如天茄子，捣涂金疮出血，并一切蛇虫犬咬毒。

马鞭草，生下湿地，方茎对节，叶似益母草，开细紫花，作穗如车前穗，其子如蓬蒿子，治金疮行血活血，捣烂涂蠼螋尿疮。

猪腰子，生郁州，蔓生结荚，内子若猪之内肾状，酷似之，长三四寸，色紫而肉坚，治毒箭伤，研细酒服一二钱，并涂之。

老鹳草，出齐地，味苦辛，去风活血，疏经络，续筋骨，治损伤麻痹等症，浸酒服，大有殊功。又鹤顶草，即灰藋之红心者，捣烂涂诸虫咬成疮者，煎汤洗之。

鸭跖草，一名竹叶菜，处处平地有之，三四月生苗，紫茎，四五月开花，如蛾形，深碧色可爱，其花取汁作画，色如黛，其叶治蛇犬咬毒，捣汁服，滓涂之。

葵，一名滑菜，言其性也。凡被狂犬咬者，永不可食，食之即发。其叶为末，傅汤火伤，捣汁服，治蛇蝎螫，其根捣涂蛇虺螫伤。蜀葵苗，捣烂涂火疮，烧研傅金疮。蜀葵花，有红白紫褐各色，治蜂蝎毒。黄蜀英，一名秋蜀，花叶与蜀葵全殊，另一种也，叶如蓖麻叶，花大如碗，鹅黄色，紫心六瓣，且开午收暮落，其花浸油涂汤火灼伤，其子研酒服，治打扑伤损。龙葵，一名苦葵，又名老鸦眼睛草，叶如茄叶，开小白花，黄蕊，结子正圆，大如五味子，其茎、叶、根并治跌仆伤损，消肿散血，捣汁服，以渣傅之。菟葵，一名天葵，状如葵菜而叶大如钱，其花单瓣而小，止虎蛇毒，捣汁饮之。

蓼，亦菜类也，其类甚多，有青蓼、香蓼、水蓼、马蓼、紫蓼、赤蓼、木蓼七种。紫、赤二蓼，叶小狭而厚；青、香二蓼，叶亦相似而俱薄；马、水二蓼，叶俱阔大，上有黑点；木蓼一名天蓼，蔓生，叶似柘叶。六蓼花俱红白，子皆大如胡麻，赤黑而尖扁，惟木蓼花黄白，子皮青滑。诸蓼并冬死，惟香蓼宿根重生，可为生菜。蓼子煎水，浸蜗牛咬毒；其苗捣烂，涂狐尿疮；其叶捣烂如泥，傅恶犬咬伤。水蓼生于浅水泽中，今造酒家取叶以水浸汁，和面作曲，其叶捣敷蛇伤，并汁服，止蛇毒入腹。又海根，叶似马蓼，根似菝葜而小，亦治蛇咬犬毒，酒及水磨服并傅之。

威灵仙，蔓生，茎如钗股，花开六出，浅紫色或碧白色，其根多须，去众风，通十二经脉，朝服暮效。同独蒜、香油捣烂，热酒冲服，治破伤风病，汗出即愈。同川乌头、五灵脂共为末，醋糊为丸，如梧桐子大，治打扑伤损，痛不可忍，或手足麻痹，时发疼痛者，每服七丸，盐汤下，忌茶。

五爪龙，《唐本草》名鸟蔹莓，其藤柔而有棱，一枝一须，凡五叶，叶圆尖而光，有疏齿，面青背淡，结苞成簇，花大如粟，黄色四出，结实大如龙葵子，生青熟紫，其根白色，大如指，捣之多涎滑，根叶通用，捣傅诸虫咬伤，汁和童便冲酒服，治跌打损伤，取汗即愈。

过山龙，即茜草，生苗蔓延数尺，方茎中空，有筋，外有细刺，每节五叶而糙涩，其根紫赤色，治跌仆伤折瘀血，此药专于行瘀活血，故又名血见愁。

血见愁，又名草血竭，田野寺院及阶砌间皆有之小草也，就地而生，赤茎黄花黑实，状如蒺藜之朵，断茎有汁，俗名红筋瓣苋也，治金刃仆损出血，能散血止血，研烂涂之。按《子不语》言：京师徽州会馆范姓为鬼所祟，夜乍疑盗，呼奴起，奴即挥刀斫之，误伤主人，浑身血流不止，奄奄待毙。有吴姓苍头，教采墙下血见愁草傅之，血止遂苏。

金疮小草，止金疮血，取叶挪傅之，或和石灰杵为丸，日晒干，刮末傅之，煮汁服，断血瘀，生江南村落田野间下湿地，高一二寸许，如荠而叶短，春夏间有浅紫花，长一粳米许。

井中苔及萍蓝，疗汤火伤灼疮，因菜蓝既解毒，在井中者尤佳。

屺草，味辛无毒，主治折伤金疮。

唐夷草，味苦无毒，主疗蹉折，但不知其何形色也。

金荃草，味苦平无毒，治金疮内漏，一名叶金草。

火焰草，一名景天，疗金疮止血，亦涂蛇咬。

兔肝草，初生细叶，软似兔肝，一名鸡肝，味甘平无毒，治金疮止血。

千金历，生江南，高二三尺，主蛇蝎虫咬毒，捣傅疮上，生肌止痛。

康药，生胡国，似干茅，黄赤色，味咸温无毒，主折伤内损，生肤止痛，诸损血病，水煮服之，亦捣傅伤处。《外台秘要》治坠马内损，取盧药末一两，牛乳一盏，煎服皆愈。盧音磕，盧崩损也。

胡堇草，生密州东武山田中，枝叶似小堇菜，花紫色似翘轺花，一枝七叶，花出两三茎，春采苗，捣汁涂金疮。凡打仆损伤，筋骨肿痛，同松枝、乳香、乱发灰、花桑柴炭，共捣为丸弹子大，每酒服一丸，痛止。

撮石合草，生眉州平田中，茎高二尺以来，叶似谷叶，十二月萌芽，二月有花，不结实，其苗味甘无毒，疗金疮。

露筋草，生施州，株高三尺以来，春生苗，随即开花，结子碧录色，四时不凋，其根味辛涩，性凉无毒，主蜘蛛蜈蚣伤，焙研，以白矾水调贴之。

九龙草，生平泽，结红子如杨梅，其苗解诸毒。凡折伤骨筋者，捣罨患处。蛇虺咬伤者，捣汁入雄黄二钱服，其痛立止。

荔枝草，治蛇咬犬伤及破伤风，取草一握约三两，以酒二碗，煎一碗服，取汗出效。

爵床，一名香苏，原野甚多，方茎对节，与大叶香薷一样，但香薷搓之香气，而爵床搓之不香微臭，以此为别，俗名赤眼老母草，治杖疮，捣汁涂之，立瘥。

天芥菜，生平野，小叶如芥状，味苦，一名鸡痫粘，治蛇伤，同金沸草，入盐捣傅之。

山枇杷柴，草药也，治汤火伤，取皮焙研末，蜜调傅之。

辟虺雷，出川中，根似苍术，解蛇毒有威，故曰雷。

阿儿只，出西域，状如苦参，治打扑伤拟及妇人损胎，用豆许咽之，自消。

阿息儿，出西域，状如地骨皮，治金疮脓不出，嚼烂涂之即出。

奴哥撒儿，出西域，状如桔梗，治金疮及肠与筋断者，嚼烂傅之自续也。

黄麻根及叶，捣汁服，治挝打瘀血，心腹满，气短及踠折骨痛，不可忍者。

苎麻，剥取其皮，可以绩纻缉布，其根治毒箭及蛇虫咬，其叶治金疮折伤，血出瘀血。

鬼油麻，即漏芦也，此草秋后即黑，异于众草，故有漏芦之称，治扑伤，续筋骨，止血生肌。

大蓟、小蓟，二草虽相似，功力有殊，叶并多刺，花如髻，心中出花头，如红蓝花而青紫色，北人呼为千针草。但大蓟高三四尺，叶皱，小蓟高一尺许，叶不皱，以此为异。大蓟治仆损瘀血作运，研酒服之；小蓟捣合金疮，及蜘蛛蝎毒服之亦佳。

大接骨草、小接骨草，功用皆同，茎叶全殊。大接骨草，春生苗，茎叶皆紫色，高一二尺，叶似桑而光，面青背紫赤，与见肿消相似，疑是一物也。小接骨草，生阴地，茎青白色，又名白接骨，叶如薄荷，根如玉竹而无节，捣烂粘如胶，俗名落得打。并治跌打闪挫，伤筋动骨，并用根，内煎服，外捣敷有效。四季花，又名接骨草，花小叶细色白，午开子落，其枝叶捣汁，可治跌打损伤。又山蒴藋、攀倒甑，俱名接骨草，然有接骨之名，惜无接骨之方。又续断亦名接骨，以节节断皮黄皱者真，治金疮内漏，续折伤筋骨，止恶血腰痛，外敷内服皆可。

金桔榄，产于广西，乃藤根也，形如泽泻，味苦性大寒，能解毒，一切蛇蝎毒虫咬伤，磨涂痛立止。

透骨草，生田野间，春长苗高尺余，茎圆，叶尖有齿，至夏抽三四穗，花黄色，结实三棱，类蓖麻子，五月采苗，治筋骨疼痛拘挛，有透骨搜风之功，故名。

龙舌草，生南方池泽中，叶如菾，抽茎出水，开白花，根生水底，似胡萝卜而香，治汤火灼伤，捣涂之。

兔儿酸，一名穿地鳞，所在田野皆有之，苗比水荭矮短，节密，叶亦稠而瘦小，可作菜食，根赤黄色有节，治伤筋折骨，今人接骨药中多用之。

堇堇菜，生田野中，苗初塌地，至夏叶间撺葶，开紫花，结三瓣角儿，其手如芥而小，茶褐色，其角类箭头，故一名箭头草，捣涂蛇虫伤毒大效。

绿豆粉，治汤火伤，兼能接骨。昔汴州市民陈汾，出游跌折一足，痛苦叫号，一僧登门问所苦。汾曰：不幸损一足，贫乏不能延医。僧曰：不用过忧，吾有一方，乃接骨膏，正可治汝。便买，绿豆粉，于新锅内炒令紫色，新汲水调成稀膏，厚敷伤处遍满，贴以白纸，将杉木皮缚定，其效如神。汾如法修合，用之即愈。

红曲，本草不载，法出近世。以白粳米淘浸作堆，复以布帛，候热即开摊晒，如此数次，其米蒸变为赤，鲜红可爱，酿酒破恶血，行药势，治打仆损伤效。

米醋，又名苦酒，五谷及诸果皆可酿，入药用米醋，为其谷气全也。凡跌打损伤及金疮出血昏运者，室中用火炭盆，沃以醋气为佳，盖酸益血也。又醋磨雄黄，涂蜂虿毒，亦取其收而不散之义。

豆酱，按酱者将也，能制食物之毒，如将之平暴恶也，故圣人不得其酱不食，亦兼取其杀饮食百药之毒也。酱多以豆作，纯麦者少，入药当以豆酱陈久者良，治蛇虫蜂虿等毒。汁灌耳中，治飞蛾虫蚁入耳。涂猘犬咬及汤火伤灼未成疮者有效。

饴糖，凡儒、粳、秫、粟、麦、麻，并椹熬造，惟以糯米作者入药《释名》云：糖之清者曰饴，稠者曰饧。治打损瘀血者，熬焦酒服，能下恶血。按《集异记》云：刑曹进，河朔健将也，为飞矢中目，拔矢而镞留于中，钳之不动，痛困俟死。一僧云：但以寒食饧点之。如法用之，清凉，顿减酸楚，至夜疮痒，用力一钳而出，旬日乃瘥。

酒糟，凡糯、秫、菽、粟、麦，皆可蒸酿酒醋，熬煎饧饴，化成糟粕，入药须用酒糟而未榨干者，加少盐收之，罯仆损瘀血，傅蛇咬蜂叮毒。按酒糟有曲蘖之性，能活血行经止痛，故治伤损有功。

葱，一名和事草，其茎白，涂猘犬咬，制蚯蚓毒。其叶煨研，傅金疮水入轶肿，盐研，傅蛇虫伤及中射工溪毒。煨葱，治打仆损伤，见《传信方》云：昔李相席间按球，伤拇指并爪甲劈裂，遽索金创药裹之，强索饮酒而面色愈青，忍痛不止，有军吏言用新葱，煻火煨热罨之，三易面色却赤，云已不痛，凡十数度，用热葱并涕缠裹其指，遂毕席笑语。又《经验方》云：石城尉因试马损大指，血出淋漓，用此方再易而痛止，翌日洗面，不见痕迹。又宋推官、鲍县尹皆能此方，每有杀伤气未绝者，亟令用此，活人甚众。又凡损伤皮破血出而患破伤风者，或患破伤湿者，身发寒热，面目肿胀，手足牵搐，即取连须葱捣烂炒热罨之立愈。又茖葱，野葱也，山原平地皆有之，生沙地者名沙葱，生水泽者名水葱，疗诸恶螫、狐尿刺毒，山溪中沙虱、射工等毒，煮汁浸或捣傅大效，亦兼小蒜、茱萸辈，不独用也。

姜，能疆御再邪，故谓之姜，初生嫩者曰子姜，宿根谓之母姜，鲜者曰生姜，晒过谓之干姜也。生姜治跌仆损伤，捣汁和酒调生面贴之；如闪拗手足者，生姜同葱白捣烂，和面炒热奄之；如刀斧金疮，用生姜嚼烂傅之勿动，次日即生肉甚妙；如虎伤人疮，内服生姜汁，外以汁洗净，用白矾末傅之；如猘犬伤人，饮生姜汁，其毒即解；如蝮蛇蠚人，捣生姜傅上，干即易之；如蜘蛛咬人，切生姜片贴之。干姜治虎狼伤人，研末傅之；如癫狗咬人，急服干姜末二匙，并以姜炙热熨之；又干姜同雄黄等分为末，袋盛佩之，遇蛇蝎蜇咬，即以傅之便安。又生姜叶同当归为末，亦治打伤瘀血，温酒服之即愈。

蒜，有大、小二种，功用大略相同。大蒜治金疮中风，角弓反张，取蒜用酒煮极烂，连滓服之，得汗即瘥；射工溪毒，切蒜片贴上灸之；蛇虺蠚伤，嚼蒜封之；蜈蝎蜇伤，以蒜摩之。小蒜亦治水毒、射工中人，或煎汤浴，或切片贴灸之；蛇蝎蜈蚣蜇人，或捣汁服之，或嚼烂涂之；蚰蜒入耳，以汁滴之，皆效。昔华陀见人病噎，食不得下，令取饼店家蒜齑饮之，立吐一蛇。又夏子益《奇疾方》云：人头面上有光，他人手足近之如火炽者，用蒜汁和酒服之，当吐出如蛇状。观此，蒜乃吐蛊要药，以治蛇虺蠚伤，并患水毒入腹闭闷者，服之无不立效。

薤白，其叶类葱而根如蒜，与蜜同捣涂汤火伤效。

韭汁，和童便服，治损伤血病，亦涂蛇蝎恶虫毒。

藕，花曰莲，其叶曰荷，其根曰藕，捣膏罨金疮并折伤。瘀血积在胸腹，唾血无数者，干藕为末，酒服一匙，二服即愈。坠跌积血心胃，呕血下血者，用干莲花为末，酒服一匙，其效如神。恶血攻心，闷乱疼痛者，以干荷叶烧存性，每服一钱，热童便一盏，食前调下，利下恶物为度，亦止金疮血。藕节，消瘀血，解热毒。按宋时太官作血羹，庖人削藕皮，误落血中，遂散涣不凝，故医人用以破血多效也。

慈姑叶，一名剪刀草，治蛇虫咬，捣烂封之效。

芥菜子，治仆损瘀血腰痛，和生姜研烂贴之；射工毒，丸服之，或捣末和醋涂之，随手有效，白者尤良。

甜瓜叶，治打伤损折，为末酒服，去瘀血神效。

苦李核仁，治僵仆蹉折，瘀血骨痛，服之；蝎虿螫痛，嚼烂涂之；恶刺疮痛，李叶同枣叶，捣汁点之。

甜杏仁，能散能降，故解肌散风润燥消积，治伤损药中用之，治堕伤用杏树枝一握，水一升，煮减半，入酒三合，和匀分服，大效。

白梅肉，嚼烂傅刺在肉中，研烂傅刀箭伤出血。

桃仁，苦以泄滞血，甘以生新血，乃手足厥阴经血分药也。故破凝血者用之，其功有四：治热入血室，一也；泄腹中滞血，二也；除皮肤血热燥痒，三也；行皮肤凝滞之血，四也。是伤科之要药也。

栗子，疗筋骨断碎，肿痛瘀血，生嚼涂之有效。其一球三颗中扁者名栗楔，生嚼罯恶刺，出箭头。

梨，味甘酸无毒，切片贴汤火伤，止痛不烂。

乌柿，柿音士，火熏干者，疗金疮火疮，生肉止痛，又治狗啮疮。圆眼核，研末，止血；壳烧灰，涂汤火伤效。

杨梅树皮，烧灰油调涂汤火伤，杨梅核，捣碎如泥，傅一切损伤，止血生肌，令无瘢痕。

樱桃叶，治蛇咬，捣汁饮，并敷之。

胡桃肉，味甘气热，皮涩肉润，捣碎和酒温服，治压扑伤损，顿服便瘥；烧黑研傅火烧成疮，亦效；同古文钱嚼碎，治闪挫腰痛，而方书不载。

乌桕树根白皮，煎服，通大小便，解蛇毒。

杉树皮，治金疮血出及汤火伤灼，取老树皮烧存性，研傅之，或入鸡子清调傅之，一二日愈。

降真香，折伤金疮家多用其节，云可代没药、血竭。按《名医录》云：周崇被海寇刃伤，血出不止，筋如断，骨如折，用花蕊石散不效。军士李高用紫金散罨之，血止痛定，明日结挪如铁遂愈，且无瘢痕。叩其方，则用紫藤香，瓷瓦刮下研末尔。云即降香之最佳者，曾救万人。罗天益《卫生宝鉴》亦取此方，云甚效也。加五倍子等分为末，名金疮神效方。

乳香，一名熏陆香，其树类松，以斧斫树，脂溢于外，结而成圆，如乳头透明者佳。猱㹻兽常啖之，此兽斫刺不死，以杖打皮不伤，而骨碎乃死。观此，则乳香之治折伤，虽能活血止痛，亦其性然也。杨清叟云：凡人筋不伸者，敷药宜加乳香，其性能伸。

没药，亦树脂也，状如神香，亦黑色者佳。凡金刃所伤，打损踒跌坠马，筋骨疼痛，心腹血瘀者，并宜研烂，热酒调服，推陈致新，能生好血。按没药，大概通滞血，血滞则气壅瘀，气壅瘀则经络满急，经络满急故痛且肿。凡打扑踒跌皆伤经络，气血不行，瘀壅作肿痛。且乳香活血，没药散血，皆能止痛消肿，故二药每每相兼而用。

血竭，一名麒麟竭，乃木之脂液，如人之膏血也。凡伤折打损，一切内伤疼痛，并宜酒服，其味甘咸而走血，盖手、足厥阴药也，肝与心包皆主血故尔。按血竭除血痛，为和血之圣药是矣。乳香、没药，虽主血病而兼入气分，此则专于血分者也。

质汗，番语也，出西番，煎桱乳、松泪、甘草、地黄并热血成之。治金疮伤折，瘀血内损，补筋肉，消恶血，下血气，止腹痛，并以酒消服之，亦傅病处。又茆质汗，草药也，生信州，叶青花白，七月采根，治风肿行血有效。《近效方》云：土质汗，即益母草膏也，益母乃手、足厥阴血分药也，治折伤内损，有瘀血天阴则痛之神方也。又白露国有树生脂膏，极香烈，名拔尔撒摩，敷诸伤损，一日肌肉复合，亦质汗之类，故附之。

白杨木，叶圆而肥大有尖，其皮微白，用铜刀刮去粗皮，煎酒服，治仆损瘀血，煎膏可续筋骨。若折伤血沥在骨肉间，痛不可忍者，杂五木为汤，浸损处。五木者，桑、槐、桃、楮、柳也。又移杨木，叶圆而弱，治踒损瘀血，痛不可忍，取白皮火炙，酒浸服之。又松杨木，其材如松，其身如杨，叶如梨叶，其木亦治折伤，能破恶血，养好血。又水杨木，即青杨木也，叶长而细，又名蒲柳，其皮及根，治金疮痛楚，水煎服之。柳，小杨也，枝弱垂流，故谓之柳，叶狭长而青，其华谓之絮，止金疮血，其叶煎膏，长肉止痛，续筋骨。又桱柳叶，细丝，花水红色，其树脂汁谓之桱乳，合质汗药用之，治金疮。

接骨木，一名续骨木，树高一二丈许，木体轻虚无心，斫枝扦之便活，花叶如陆英、蒴藋辈，故又名木蒴藋，治折伤，续筋骨，消瘀血，一切血不行或不止，并煮汁服。

合欢木，此树叶如皂荚及槐，极细，五月花发红白色，上有丝茸，秋实作荚子极薄细，所在山谷皆有之。其皮治折伤疼痛，研末酒服二钱匕，和血消肿止痛；油调，涂蜘蛛咬；煎膏，续筋骨。按合欢木皮属土，补阴之功甚捷，长肌肉，续筋骨，概可见矣。与白蜡同入膏用甚效，而外科家未曾录用，何也？

桑树叶，捣署仆损瘀血，挪烂涂蛇虫伤，服汁解蜈蚣毒，烧末敷汤火伤。皮中白汁涂金刃所伤燥痛，须臾血出，仍以白皮裹之甚良，又涂蛇、蜈蚣、蜘蛛伤有验。桑枝沥，和酒服，治破伤中风。桑柴灰，敷金疮止血生肌。桑根白皮，作线缝金疮肠出，更以鸡血涂之。唐安金藏剖腹，用此法而愈。

谷树，一名谷桑，原名楮，其皮作纸，故纸名楮。其实如杨梅，捣烂止金疮血。其叶同麻叶，捣汁适蠼蛇螫伤。皮间白汁，傅蛇虫蜂蝎犬咬。

槐实，名槐角，补绝伤火疮。木根皮，灸破伤风。槐胶亦治破伤风，口服歪，腰竹强，汤饮丸服皆可。

郢桐皮，治蚕咬，毒气入腹。其叶主蛇虫蜘蛛咬毒，捣烂封之。海桐花，止金疮血，其皮烧损伤，皆效。

紫荆皮，即紫荆树之皮也，治伤眼青肿，猘犬咬伤，并涂蛇虺虫蚕毒，并煮汁服，亦可汁洗。

金雀花，蔓本，开黄花，小如蛾，治跌打损伤，七部用横根，臂亦同，下部用直根，捣烂滤汁，冲酒服之，按此本草无考，岂别有名耶。

鬼箭羽，茎上四面有羽如箭，能破陈血，落胎，及产后血咬腹痛。按此能治血运血结血聚，以治跌打损伤，疲在内者，无不可用。

买子木，出岭南邛州小谷中，其叶似柿，治折伤血内溜，续绝补骨止痛。按宋史渠州贡买子木并子，则子亦当与枝叶同功，而本草缺载，无从考访。

苏木，出苏方国，故名。少用则和血，多用则破血，治扑担瘀伤，研末能续断脂，酒服疗破伤风。

松，乃木之公也。皮名赤龙鳞，煅灰治金疮杖疮火疮；松节治跌仆损伤；松脂治金疮，猪咬伤；松脂入地千年成琥珀，能利小便，下恶血，合金疮，生肌肉。宋高祖时，宁州贡琥珀枕，碎以赐军士，傅金疮。

竹，其类甚多，惟篁竹、淡竹、苦竹入药。竹肉谓之竹茹，治伤损内痛，妇人损胎；竹油谓之竹沥，治金疮中风，妇人胎动。

绯帛，乃红花所染之素丝绘缣也，治坠马及一切筋骨损者，取其活血破瘀，烧灰亦疗金疮出血。

青布，乃靛染之棉布也，烧烟熏虎狼咬疮，能出水；煮汁服，治毒箭伤人，能解毒，新者佳。炊单布，乃垫蒸笼底之布也，治坠马及一切筋骨伤损，张仲景方中用之。

裈裆，以浑复为之，故曰裈，当其隐处者为之裆，洗汁饮解毒箭，男用女，女用男，童者良。炙热熨金疮伤重亦良。又因房惊疮者，烧灰敷之。

楮纸，烧灰止金疮血出，藤纸烧灰傅破伤出血，麻纸灰止诸失血，纸钱灰止血，纸煤头亦止血。厕纸乃出恭擦臀之手纸，治癫狗咬伤危在旦夕者，检有粪者一百张，煎汤服之神效。余在京时，见被癫狗咬已成疯者，百治不效，有人教服此方，三四服寻愈，虽则世间之弃物，其有功用如此，故录之。

拨火杖，其上立之炭，刮傅金疮，止血生肉。吹火筒，治小儿阴被蚯蚓呵肿，令妇人以筒吹其肿处即消。

竹篦，治蜘蛛尿、蠼螋尿疮，取旧者烧灰傅之。竹篮取耳烧灰，傅狗咬疮。

白蜡，生肌止血，定痛补虚，续筋接骨。按白睹属金，禀受收敛坚强之气，为外科要药，与合欢皮同，入长肌肉膏中用之，神效。

紫铆，乃紫梗树上虫蚁所结之胶也，煎汁作胭脂，其渣即火漆也，治金疮破积血，生肌止痛，与麒麟竭大同小异。

蜘网，乃蜘蛛丝结之网也，止金疮血出。昔裴旻山行，见蜘蛛结网如匹布，引弓射杀，断其丝数尺收之，部下有金疮者，剪方寸贴之，血立止也。

壁钱，似蜘蛛，作白幕如钱，贴墙壁间，北人呼为壁虫，乃蟢子窠也，止金疮出血不止。

蛴螬，治箭镞入骨之要药也，同炒巴豆捣涂，痛定则痒极而拔之立出。此方傅于夏侯郓，郓初为阆州，有人额有箭痕，问之，云从马侍中征田悦中箭，侍中与此药立出，后以生肌膏傅之乃愈，因以方忖郓云。又蝼蛄亦出肉中针刺箭镞，又天牛乃诸树蠹虫所化也，亦治箭镞入肉，并效。

䗪虫，一名地鳖，又名土鳖虫也，治折伤瘀血，焙为末，每服二三钱，接骨如神。方进士之七厘散，酒服七厘，称为神品也。又蜚蠊即蟗虫，咂血之虫也，故能逐瘀血，破血积。若蛇螫九窍有血出者，取蟊虫初食牛马血腹满者二七枚，烧研汤服效。按此虫即药肆中所谓红娘子也。

马肉蛆，捣烂罨针箭入肉，乃臭马肉内之蛆也。

灶壁鸡，又名灶马，治竹刺入肉，取一枚捣傅之。

吉吊脂，《广州记》云：吊生岭南，蛇头电身，水宿亦木柄，其脂至轻利，以铜及瓦器盛之浸出，惟鸡卵壳盛之不漏。其透物甚于醍醐，治跐跌折伤，内损瘀血，以脂涂上，炙手热摩之，即透而愈。

鲤鱼目，治刺伤风伤水作肿，烧灰傅之，汁出即愈。

鲫鱼肉，蒸下油，以瓶盛，埋土中，取涂汤火伤甚效。

乌鲗骨，即海螵蛸也，研末傅汤火伤，跌伤出血。

鲍鱼肉，即今之干鱼也，治坠堕骸䯅，跐折瘀血，血痹在四肢不散者，煮汁服之。骸与腿同。

海蛇，捣涂汤火伤。按海蛇即俗云海蜇头也。

蠵龟，又名灵蠵，乃有力大龟也，其血疗俚人毒箭伤，凡中刀箭闷绝者，刺饮便安。其壳谓之龟筒，煮汁服，亦治中刀箭毒，因南人用燋铜及蛇汁毒作刀箭，亦多养此用解其毒。水龟血，和酒服，治打伤，以肉捣傅之。呷蛇龟，腹下横折，能自开阖，好食蛇也，生研涂仆损筋脉伤，又生捣罯蛇咬伤，以其食蛇故也，其尾辟蛇，蛇咬者则刮末傅之便愈，其甲烧灰，傅人咬疮烂。

鳖甲，治仆损瘀血。三足者曰能，治折伤止痛化血，生捣涂之。大者曰鼋，其甲杀百虫毒，续筋骨。小如钱而腹赤曰朱鳖，佩之刀剑不能伤。

蟹，能接续筋骨，生捣冲酒服之，外用捣烂炒热罨之，或去壳同黄捣烂，微炒纳入疮中，筋即连也。

海蠃魇，谓之甲香，煮煿捣碎，同沉麝诸药花物合成，谓之甲煎，治蛇蜂蝎螫之疮，傅之。

鹳，乃鹤类也，其尾黑，故又名黑尻，其脚骨及嘴，治蛇虺咬，煮汁服，亦可烧灰末服。

阳鸟，出建州，似鹳而殊小，身黑颈长而白，其嘴烧灰酒服，治恶虫咬成疮。

鹰，鸷鸟也，小者为鹞，大者为鹰，其力在骨，烧灰酒服，治伤损，接骨神效。雕似鹰而大，尾长翅短，其色不一，鸷悍多力，其翮可为箭翎，其骨治折伤，接断骨，酒服二钱，骨接如初。鹗，雕类也，似鹰而土黄色，能翱翔水上，捕鱼食，江表人呼为食鱼鹰，即《诗经》之雎鸠也，其骨烧存性，同煅古文钱，等分为末，酒服一钱，接骨如神，而今医家罕用，惜哉。

鸩，生南海，大如雕，长颈赤喙，其毛有大毒，入腹即死，其喙带之杀腹蛇毒，遇蛇虺，刮末敷之立愈。

鸡，家禽也。乌雄鸡，捣烂揾折伤，涂竹木刺；黑雌鸡，亦治跌折骨痛；鸡冠血，治跌仆自缢，鬼击卒死，涂马咬及蜈蚣蜘蛛咬等疮；鸡血和酒饮，治筋骨折痛；同干人屎，涂金疮肠出；鸡屎白，灭瘢痕，涂蚯蚓毒，并敷射工、溪毒；鸡子敲孔，合蛛蝎蛇伤，蠼螋尿疮；鸡子清，涂汤火灼伤，鸡子黄熬油涂亦效，并傅杖疮已破；鸡子白皮，贴断舌有效。

鹅，乃家雁也，性能唉蛇及蚓，制射工，故养之能辟虫虺。《肘后方》云：人家养白鹅白鸭，可辟食射工，其毛其血皆效。又苍鹅屎，亦傅虫蛇咬毒。又天鹅绒毛，治刀杖金疮，贴之立愈。

猪耳垢，治蛇伤狗咬，涂之。猪齿研末，亦敷蛇咬。猪骨髓，摩仆损神效。

狗脑，治猘犬咬伤，取本狗脑敷之，后不复发。常狗肝同心、肾，捣涂狂犬咬，并效。狗胆能破血，凡血气痛及损伤者，热酒服半斤，瘀血尽下乃愈，又治刀箭疮。狗头骨煅灰，止血接骨，尾毛灰亦敷犬伤。

羊肉，不拘生熟，贴消伤肿；羊皮乘湿卧之，散打伤青肿；羊血治血闷欲绝，飲一升即活；羊乳灌蚰蜒入耳，飲之解蜘蛛咬毒；羊胡须烧灰和油，敷蠼螋尿疮；羊脑涂损伤肉刺；羊肾作粥，治胁破肠出，先以香油抹手送入，煎人参、枸杞子汁温淋之，吃羊肾粥十日即愈；羊肚治蛇伤手肿，用新剥带粪羊肚，割一口将手入浸，即时痛止肿消；羊角灰酒服，治打仆损伤；羊屎罨竹刺入肉，治箭镞不出。

牛骨髓，傅折伤擦损痛甚者妙；牛蹄甲，治损伤，能接骨，用乳香、没药为末，入甲内烧灰，以黄米粉糊和成膏敷之；牛口涎，点损目破睛；黄牛屎，烧热裹跌磕伤损即效；湿牛屎，涂汤火烧灼；热牛屎，敷恶犬咬伤，即时痛止；牛屎烧灰，和醋敷蜂虿螫痛。

驴溺，浸蜘蛛咬疮良，又治狂犬咬伤，多飲取瘥。驴耳垢，刮取涂蝎螫。

骡屎，治打掁破伤中风肿痛，炒焦裹熨之，冷即易。

鹿角，治伤损，生用则散热行血消肿，熟用则补虚强精活血。鹿血，治折伤，狂犬伤。

野猪黄，止金疮血。野猪齿，烧灰水服，治蛇咬毒。

羚羊肉，南人食之，可免蛇虫伤。

山羊血，治跌扑及伤力失血神效，出广西左江，生得剖卉心血为上，余血亦佳；如跳坠山谷跌死者，速剖之，其血已凝，力为又次；若迟取，则仍苏，复跳跃去矣。欲识真假，取鸡血半杯，投山羊血一米粒，过宿血变成水，或以久凝臭鸡血一块，投入山羊血过宿变成鲜血者真，伪以大黄和碱假充，挂水不散给人，古方亦有用者，《纲目》失载，诚缺文也。

狐狸目，治破伤中风，狐肝亦效。狐唇，治恶刺入肉，捣烂入盐封之。雄狐屎，烧灰油封，亦出恶刺。

山獭骨，解药箭毒，水研少许敷之立消。产宜州山峒中，一名插翘，性最淫毒，山中有此兽，诸牝兽悉避去。蛮丁壮健者，挟刃作妇人妆，诱其来，则扼杀之。峒獠甚珍重之，然本地亦不常有。

白獭髓，去瘢痕。吴主邓夫人，为如意伤颊，血流啼叫。太医云：得白獭髓，杂玉与琥珀傅之，当灭此痕。遂以百金购得白獭髓，合膏而痊。但琥珀太多，犹有赤点如痣。

牡鼠，雄鼠也，疗踒折，续筋骨，生捣傅之，三日一易；同猪脂煎膏，治打扑折伤；腊月以沸煎入蜡，傅汤火伤，灭瘢痕极良；五月五日，用石灰捣收，傅金疮神效。鼠肝涂筋镞不出。鼠脑亦治针刺在肉不出，捣烂涂之即出；若箭镝针刀在咽喉胸膈诸隐处者，同肝捣涂之。

土坑，治毒箭伤。苗人以毒蛇含其矢镞而烧其尾，毒气聚于镞尖，中者必死。治法先掘土坑，用火烧温，将人纳其中，以瓷片划碎其体，久之毒出自愈。

树膏，白露国有树，生脂膏极香烈，名拨尔撒摩，傅伤损，一昼夜肌肉复合如故。

吸毒石，《岭南杂记》云：毒蛇脑中石也，大如扁豆，能吸一切毒肿。今货者，乃土人捕此蛇，以土和肉舂成，大如围棋子，可吸蜈蚣蛇蝎等伤，置患处粘吸不动，毒尽自落。其石即以人乳浸之，乳变绿色，亟远弃之，着人畜亦毒也。不用乳浸，石即裂矣。一石可用数次。真脑中石，置蛇头不动为验。

脆蛇，奇物也，本草不载，方书罕录。先君子曾言：此蛇产云南，能接骨。偶阅《滇黔纪游》云：出土司中，长尺余，伏草莽间，见人辄跃起，跌为数段，少顷复合为一，色如白金，光亮可爱，误拾之触毒即毙。其出入有度，捕者置竹筒径侧，彼以为穴而入，念持之则完，缓则自碎，故名脆蛇。暴干以去疯疬，罔不效也，又可接断骨，价值兼金。郑燮脆蛇诗曰：为制人间妙蔽方，竹筒深锁挂枯墙，剪屠有毒餐无毒，究竟身从何处藏。可谓一证矣。

木乃伊，按陶九成《辍耕录》云：天方国有人，年七八十岁，愿舍身济众者，绝不饮食，惟澡身啖蜜，经月便溺皆蜜，既死，国人殓以石棺，仍满用蜜浸之，镌年月于棺痊之，俟百年后起封，则成蜜剂，遇人折伤肢体，服少许立愈，虽彼中亦不多得，亦谓之蜜人。陶氏所载如此，不知果有否，姑附卷末以俟博识。

按：医道乃仁术也，用药须当慎择，每使怪僻之物，非惟厥疾不瘳，而祸不旋踵矣。《本草纲目》曰：北虏战场中，多取人胆汁傅金疮，云极效，但不可再敷他药，必伤烂也。若先敷他药，即不可用此。此乃杀伤救急之法，虽于理无害，若收干者备用，未免不忍，君子不为也。又闻西夷另有一教，生则诱其入伙，死则取其眼睛，以充药物之用，更为忍心害理，不可以为训者也。陈承曰：《神农本草经》人部惟发髟一物，其余皆出后世医家，或禁术之流，奇恠之伦耳。近见医家用天灵盖治傅尸病，未有一效，残忍伤神，殊非仁人之用心也。今伤科接骨方中，往往有用胎骨者，以为居奇自眩，希图厚利，殊不思占人以掩暴骨为仁德，而方伎之流，心乎利欲，收人骨为药饵，仁术固如此乎。且犬不食犬骨，而人食人骨，是人而不如犬乎。父之白骨，惟亲生子刺血沥骨上即掺入。又《酉阳杂俎》云：荆州一人损胫，张七政饮以药酒，破肉去骨一片，涂膏而愈。二年复痛，张曰：所取骨寒也。寻之尚在床下，以汤洗之，绵裹藏之，其痛遂止。气之相应如此，孰谓枯骨无知乎。凡有用胎骨者，亦当警戒。世守斯术者，苟有他药可易，则仁者之尽心也。

参 考 书 目

1. 杨德仁. 伤科方药荟萃. 武汉：湖北科学技术出版社，1987.

2. 施杞. 当代骨伤百家方技精华. 北京：中国中医药出版社，2012

3. 胡廷光. 伤科汇纂. 北京：人民卫生出版社，1962.

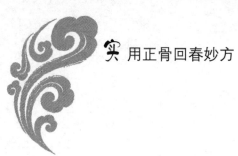

实用正骨回春妙方

方剂名索引

六　画

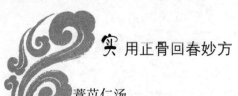

实 用正骨回春妙方